Más allá del arroz y las habichuelas

La guía latino-caribeña para comer sano con diabetes

Lorena Drago, MS, RD, CDN, CDE

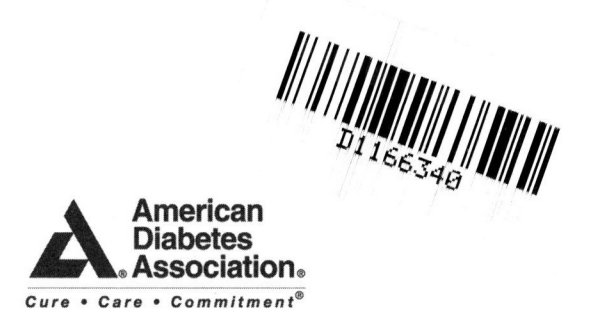

American Diabetes Association®

Cure • Care • Commitment®

Director, publicación de libros, John Fedor; *Director adjunto, libros para el consumidor,* Robert Anthony; *Gerente de editorial, publicación de libros,* Abe Ogden; *Editora,* Rebecca Lanning; *Directora de producción,* Melissa Sprott; *Composición,* ADA; *Diseño de portada,* Koncept, Inc.; *Imprenta,* Worzalla Publishing.

Impreso en los Estados Unidos de Norteamérica
1 3 5 7 9 10 8 6 4 2

Las sugerencias e información contenidas en esta publicación por lo general concuerdan con las *Recomendaciones sobre práctica clínica* y otras políticas de la Asociación Americana de la Diabetes, pero no representan la política ni postura de la asociación o cualquiera de sus juntas directivas o comités. Se han tomado medidas razonables para asegurar la exactitud de la información presentada. Sin embargo, la Asociación Americana de la Diabetes no puede garantizar la seguridad o eficacia de cualquier producto o servicio descrito en esta publicación. Se aconseja a las personas que consulten a su médico u otro profesional de salud antes de iniciar cualquier dieta o programa de ejercicio, o tomar cualquier medicamento mencionado en esta publicación. Los profesionales deben utilizar y aplicar su propio criterio, experiencia y capacitación profesional, y no deben depender exclusivamente de la información contenida en esta publicación antes de prescribir cualquier dieta, ejercicio o medicamento. La Asociación Americana de la Diabetes—sus funcionarios, directores, empleados, voluntarios y miembros—no asumen responsabilidad alguna por daños, pérdidas o perjuicios personales o de otro tipo, que puedan resultar de las sugerencias o información en esta publicación.

⊗ El papel de esta publicación cumple con los requisitos del Estándar Z39.48-1992 del ANSI (permanencia del papel).

Los libros de la ADA se pueden comprar para su uso comercial o promocional, o para ventas especiales. Para comprar este libro en grandes cantidades, o para ediciones especiales de este libro con su logotipo, comuníquese con Lee Romano Sequeira de ventas especiales y promociones, en la dirección a continuación o LRomano@diabetes.org o 703-299-2046.

American Diabetes Association
1701 North Beauregard Street
Alexandria, Virginia 22311

Departamento de información de catalogación de publicaciones futuras de la Biblioteca del Congreso

Drago, Lorena.
 Más allá del arroz y las habichuelas (Beyond rice and beans) (English/Spanish) / Lorena Drago.
 p. cm.
 Includes bibliographical references and index.
 ISBN 1-58040-221-6 (alk. paper)
 1. Diabetes—Diet therapy. 2. Diabetes—Diet therapy—Recipes. 3. Cookery, Caribbean. 4. Cookery, Cuban. 5. Cookery, Dominican. 6. Cookery, Puerto Rican. I. Title.

 RC662.D73 2005
 641.5'6314—dc22

        2005026431

Escribir es como bailar. La fluidez de las palabras y la pasión, salen de adentro, como los pasos, pero es la música la que impone el ritmo. Es el ritmo y la inspiración. Mike, tú eres la música.

Gracias a mis queridos amigos y familia que vieron la imagen entera, cuando yo sólo veía un esbozo, y que vieron en mí lo que el reflejo del espejo nunca me reveló.

Y a Socorro, el origen del amor y todas las cosas que existen en él. Espero que te sientas orgulloso, papá.

—L.D.

> *"Anyone who ever loved could look at me*
> *and know that I love you.*
> *Anyone who ever dreamed could look at me*
> *and know I dream of you."*
> —Hal David, "Anyone Who Had a Heart"

Contenido

Introducción

ESTABA ENSEÑÁNDOLE A UN GRUPO de enfermeros especializados en la atención en el hogar, cuando una enfermera de Puerto Rico se me acercó y me dijo, "Fui a un centro para bajar de peso. Quería información sobre dietas latinas. Me dieron un menú que contenía enchiladas y tacos. ¿Dónde están los menús con pasteles y arroz con gandules?

Cuando me topé con un artículo de Joan Clifford titulado "Los dominicanos no comen tacos", pude sentir la frustración de la autora. Su cultura y tradiciones no podían girar alrededor de la tortilla latina genérica.

Los latinos no son un solo grupo, no son homogéneos. Vienen de México, sí, pero también de Puerto Rico, la República Dominicana, Cuba y países de Centroamérica y Sudamérica. Cada país tiene una historia cultural rica y única, que incluye los alimentos que comen.

Algo que los latinos tienen en común es un

alto riesgo de diabetes. La diabetes es dos veces más común en adultos méxico-americanos y puertorriqueños que en los blancos no latinos. La tasa de diabetes en cubano-americanos es también más alta que en los blancos no latinos. De los latinos entre las edades de 45 y 74 años que viven en los Estados Unidos, aproximadamente 24 por ciento de los méxico-americanos, 26 por ciento de los puertorriqueños y casi 16 por ciento de los cubano-americanos tienen diabetes.

Casi un tercio de los diabéticos no saben que tienen la enfermedad. La diabetes es común entre latinos de mediana edad y edad madura. Entre los mayores de 50 años, aproximadamente de 25 a 30 por ciento tiene diabetes, ya sea diagnosticada o sin diagnosticar.

Tal vez esté leyendo este libro porque a usted o un ser querido le diagnosticaron diabetes. Probablemente aprendió que ingerir comidas sanas es vital para su salud y la de su familia. Pero mucha de la información de nutrición que se les da a los latinos está escrita para un público méxico-americano. Se ignora a los latinos que no son de México.

Ya no más. Bienvenidos al Caribe. En estas páginas, encontrará comidas que tal vez recuerde de su niñez en Puerto Rico, la República Dominicana o Cuba, los platos que ha preparado por años. Pero ahora tienen un toque especial: un son nuevo y más sano. También se informará de cuáles alimentos contienen más nutrientes y cuáles se deben restringir. Disfrute y ¡buen provecho!

Lo básico

CUANDO EMPECÉ A ENSEÑARLES A LATINOS sobre la planificación de comidas para diabéticos, sabía desde un principio que sería un desafío. Crecí en un mundo en el cual las madres aplaudían a los niños que limpiaban sus platos porque estaban en camino a ser gordos y sanos. Años después, la palabra gordo se reemplazó con fuerte, y se alentaba a que los niños comieran toda la comida en sus platos para crecer fuertes y sanos. Sin embargo, en algún lugar de nuestras mentes latinas, nunca hemos borrado los rostros regordetes de los querubines como el modelo para los niños sanos.

Ahora ya sabemos que no es verdad. Los niños con sobrepeso pasan a ser adultos con sobrepeso, y el peso excesivo eleva el riesgo de desarrollar diabetes de tipo 2. Una vez que se tiene diabetes, el peso excesivo hace más difícil manejar el nivel de glucosa en la sangre y la presión arterial.

Tenga el peso que tenga, perder sólo 10 a 20 libras hará que sea más fácil para usted manejar el nivel de glucosa en la sangre, la presión arterial y el nivel de colesterol. Por eso, una de las metas de la planificación de comidas para diabéticos es ayudarlo a perder peso. En pocas palabras, usted debe consumir menos calorías. Las calorías vienen de tres fuentes: grasas, proteínas y carbohidratos.

Por supuesto, también querrá mantener su nivel de glucosa en la sangre dentro de los rangos saludables. Los carbohidratos tienen el mayor efecto en la glucosa de la sangre, y hemos dedicado el Capítulo 3 a la discusión de comidas con carbohidratos.

Hágalo por sus hijos

La diabetes de tipo 2 era conocida como la diabetes adulta, pero hoy en día se diagnostica diabetes de tipo 2 a adolescentes e incluso niños menores. Esto es especialmente cierto entre latinos. Si puede hacer que toda su familia coma más sano y pierda un poco de peso, estará ayudando a sus hijos y nietos a reducir su riesgo de desarrollar diabetes.

Grasas

Siempre empiezo mis presentaciones alentando a mi público a que le pierda el miedo a las grasas. Las grasas no son el mal personificado. La grasa realza el sabor de las comidas y hace que el comer sea una experiencia más agradable, y eso, en mi opinión, es un incentivo para no comer en exceso. Después de comer, ¿se le da por abrir y cerrar el refrigerador y la despensa buscando completar su comida? Una comida que satisface es una experiencia completa. Si una comida no le satisface, lo deja buscando más. Estas búsquedas a menudo terminan añadiendo muchísimas calorías, carbohidratos y grasas. Si le añade un poco de grasa a su comida, usted se siente lleno.

Las grasas tienen mucha densidad calórica. Un gramo de grasa tiene 9 calorías –más del doble de las calorías en un gramo de proteína o carbohidratos. Reducir algo de la grasa en sus comidas es una buena manera de reducir calorías.

Tengo una paciente que, al igual que su marido, tiene diabetes. La consideran una gran cocinera. Cocina todos los días porque a su esposo y el resto de la familia no les gusta la comida de un día para otro.

Mientras hablaba con ella e intercambiábamos algunos secretos de cocina, me di cuenta que se resistía tercamente a hacer cambios por temor a que a su familia no le gusten. A pesar de que quería mejorar su salud, así como la de su marido, no estaba lista a sacrificar el sabor. Le pedí que empezara reduciendo la grasa en cantidades muy pequeñas. Si usaba 3 cucharadas de aceite para hacer arroz, le pedí que usara 2 cucharadas y media de aceite y que no hiciera ningún otro cambio en su comida. A pesar de que no estaba muy convencida, puso en práctica su plan y se quedó gratamente sorprendida cuando su familia no se dio cuenta del cambio.

Otra paciente mía retorció la cara con disgusto cuando le mencioné la leche desgrasada, conocida en la comunidad latina como leche de dieta. "Esa leche sabe a agua", dijo. La leche desgrasada es más saludable porque no tiene las grasas saturadas que tiene la leche entera y tiene aproximadamente la mitad de las calorías de la leche regular. Mezcló leche entera con leche al 2% por ciento por unas semanas y fue reduciendo gradualmente la cantidad de leche entera y le fue muy bien.

Empiece por hacer un cambio sutil. Cuando se sienta cómodo, cambie algo más. Un cambio pequeño en la dirección correcta es el paso adecuado. Hágalo hoy por usted y el bienestar de su familia.

Lo bueno y lo malo

Además de la cantidad de grasa que usted consume, también tiene que estar conciente de cuáles grasas son "buenas" y cuáles con "malas".

Grasas buenas

Grasas monoinsaturadas. Éstas son las grasas más sanas. Se encuentran en el aceite de oliva, canola y de cacahuate; las aceitunas, nueces y, sí, en los deliciosos y cremosos aguacates. Contrariamente a lo que se cree, aunque los aguacates son ricos en grasas, éstas son del tipo saludable. Pero recuerde. La porción sí importa. Comer algo bueno en exceso ¡sigue siendo un exceso!

Grasas poliinsaturadas. Estas grasas se encuentran en el aceite de maíz, cártamo y soja.

Grasas malas

Grasas saturadas. Las grasas saturadas aumentan el nivel de colesterol LBD o LDL en inglés, ("el malo") en su sangre. Las grasas saturadas se encuentran en productos animales: carne, leche entera, crema, pellejo de cerdo, chicharrón, mantequilla, tocino, chorizo, morcilla, salami y salchichón. El coco es una excepción entre las frutas: contiene grasa saturada. (Ver recuadro, p. 9.)

Grasas trans. Los fabricantes de alimentos usan un proceso llamado hidrogenación para hacer que el aceite sea más saturado y más sólido. Los productos alimenticios hechos con aceites hidrogenados tienen mejor sabor, no se sienten grasosos y se mantienen frescos por más tiempo que los productos hechos con aceite. Pero durante la hidrogenación se forma grasa trans. La grasa trans, como la grasa saturada, eleva el nivel de colesterol LDL ("malo") y reduce el nivel de colesterol LAD o HDL en inglés, ("el bueno").

Las margarinas duras, postres, pastelillos, bizcochos y otros bocadillos contienen grasa trans. Los datos de nutrición en las etiquetas de los alimentos muestran la cantidad de grasas trans por cada porción del alimento. Consuma la menor cantidad posible de grasa trans.

Preguntas frecuentes

¿Las grasas aumentan el nivel de glucosa en la sangre?

No, pero el exceso de grasa puede causar aumento de peso, y a mayor peso, menor capacidad del cuerpo para usar insulina. Esto se llama resistencia a la insulina y significa que necesitará más medicinas para controlar el nivel de glucosa en la sangre.

¿Cuáles son las mejores grasas para mí?

Escoja con mayor frecuencia las grasas monoinsaturadas. Limite las grasas trans y las saturadas. Revise su despensa. Si compra aceite de oliva y de canola, tiene grasas monoinsaturadas. Si tiene mantequilla en el refrigerador y usa tocino, está consumiendo grasas saturadas. Recuerde: si es sólido a temperatura ambiente = saturado.

¿El aceite Mazola es mejor para la gente con diabetes?

Mazola es una marca, no un tipo de aceite. Hay muchas marcas entre las cuales escoger. Lea los ingredientes. Los aceites más sanos son los de oliva, canola y cacahuate. El aceite de canola es bueno para freír. El aceite de oliva se puede usar en ensaladas y víveres. Pero recuerde, el aceite tiene muchísimas calorías.

Lealtad a la marca

Cuando era niña, en Colombia, en la década de los setenta, sólo existían unas pocas marcas, y la marca y el producto se identificaban tanto que se volvían indistinguibles. Así que cuando llegué a los Estados Unidos, en las tiendas yo preguntaba "¿Dónde está el Colgate?" y no "¿Dónde está el dentífrico?" "¿Dónde está el Quaker?" y no "¿Dónde está el cereal?". A pesar de que compraba marcas que no eran Colgate o Quaker, me refería a todas las marcas de dentífrico como "Colgate" y todos los cereales como "Quaker". Ahora que el inglés es el idioma que más uso, me refiero a cada producto por su nombre o marca.

Cuando hable con su dietista, identifique la marca y el producto. Por ejemplo, en lugar de decir que usted usa "Mazola", especifique que está usando aceite de maíz, canola o aceite vegetal. Esto ayudará a su dietista a formular un plan de comidas adecuado para usted.

Si no está seguro de cuál tipo de "Mazola", "Cheerios" o "cornflakes" está consumiendo, lleve las etiquetas a su próxima cita con su dietista. Muchos de mis pacientes traen sus etiquetas a sus citas y juntos podemos incluir sus alimentos preferidos para que puedan ceñirse al plan. Cuanta más información le dé a su dietista, más contento quedará.

Me encanta el aguacate. ¿Tiene colesterol?

No. El aguacate no tiene colesterol. Sólo los alimentos de origen animal o productos animales tienen colesterol. El aguacate es rico en vitamina E, fibra, potasio y ácido fólico. Sólo recuerde que tiene un alto contenido calórico, de modo que coma tajadas delgadas.

¿Las nueces tienen colesterol?

Las nueces son plantas y las plantas no tienen colesterol. Las nueces son una excelente fuente de fibra, vitamina E, magnesio, selenio, niacina, vitamina B6, ácido fólico, zinc y cobre. Las nueces de nogal son fuentes vegetales de omega 3 y son buenas para el corazón.

Recuerde: Las nueces tienen un alto contenido calórico, de modo que una cantidad pequeña es suficiente. Una onza de nueces tiene la misma cantidad de calorías que dos tajadas de pan. En vez de comer otros alimentos que contienen la misma cantidad de calorías pero menos nutrientes, opte por las nueces. Deje de ponerle mantequilla al pan, reduzca el aceite en el arroz o coma menos tostadas.

¿Puedo seguir usando grasa de cerdo para darle sabor a mis platos?

La grasa de cerdo tiene un alto contenido calórico y grasas saturadas. Use cortes de cerdo sin tanta grasa y sáqueles toda la grasa visible. El cerdo sin grasa añadirá el sabor deseado a los platos de arroz, sancochos y pasteles.

Coco

Cuando está verde, la pulpa de coco es blanca, tierna y delicada, casi gelatinosa. El agua de coco, que no se debe confundir con leche de coco o crema de coco, se puede encontrar en latas, en la sección étnica de muchos supermercados en los Estados Unidos. El agua de coco es una bebida que calma la sed, muy apreciada cuando se bebe helada. El agua de coco no tiene grasas saturadas. Sin embargo, sí contiene calorías y carbohidratos, de modo que tómelo en cuenta.

El coco más maduro tiene una pulpa más gruesa y dura que se puede separar con un cuchillo de la peluda semilla de color castaño oscuro. Esta pulpa blanca de coco se ralla y se mezcla con agua. El agua adquiere una consistencia similar a la de la leche y se separa de la pulpa con un tamiz. Esto es lo que los caribeños llaman leche de coco. Con tecnología moderna, los métodos de rallado y separación han sido reemplazados por un procesador de alimentos o la compra de una lata de leche de coco.

La leche de coco dulce es el principal ingrediente de las piñas coladas y el coquito, el equivalente tradicional puertorriqueño del ponche (*eggnog*). El coco fresco también se encuentra en muchos postres de coco y en el helado de coco.

No hay manera de evitar el coco, por ningún lado: la leche de coco y la crema de coco no van a ganar un premio por nutritivos, pero se usan extensamente en la cocina caribeña. La leche de coco se usa en platos de pescado y arroz, y ni mencionar los postres que "se derriten en la boca" como el suave flan de coco y el majarete.

Los productos de coco son deliciosos y ni siquiera se me ocurre encontrar un sustituto con menos calorías. Me gusta preservar la integridad de ciertos platos. Mi único consejo es que use menos de lo que normalmente usaría en los platos tradicionales y que disfrute de la leche de coco en ocasiones especiales. Cuando sepa que se va a dar el gusto de comer alimentos llenos de coco, piense en otros alimentos grasosos que puede dejar de comer en esa comida. Por ejemplo, si su comida incluye majarete, no le ponga mantequilla al pan, no se sirva salsa de carne y deje el cuero del pernil en la bandeja. Sé que es una tarea difícil, pero va a sonreír cuando su doctor le dé los resultados de su siguiente prueba de colesterol.

Leche de coco	**Crema de coco**
Tamaño de la porción: 1/3 taza	Tamaño de la porción: 1/3 taza
Calorías: 184	Calorías: 190
Grasa total: 19 gramos	Grasa total: 17 gramos
Grasa saturada: 17 gramos	Grasa saturada: 16 gramos
Colesterol: 0 miligramos	Colesterol: 0 miligramos
Total de carbohidratos: 4 gramos	Total de carbohidratos: 8 gramos

Información verdadera y falsa sobre las grasas

El aceite de oliva tiene menos calorías que la manteca.

Falso. La cantidad de calorías es más o menos la misma: 125 calorías por cucharada. Sin embargo, la manteca tiene más grasas saturadas que el aceite de oliva. Las dietas altas en grasas saturadas aumentan el riesgo cardiovascular.

El aceite de oliva 'light' tiene menos calorías que el aceite de oliva regular.

Falso. El aceite de oliva *'light'* sólo tiene menos color, no menos calorías. Compare las etiquetas. El aceite de oliva *'light'* y el regular tienen el mismo número de calorías. El aceite de oliva *'light'* tiene un sabor menos intenso que el del aceite de oliva regular.

Como el aceite de oliva es saludable, no tengo que medir la cantidad que uso.

Falso. El aceite de oliva tiene 125 calorías por cucharada. Úselo demasiado todos los días y engordará. Para la mayoría de las personas con diabetes, el exceso de peso hace más difícil el control de la glucosa en la sangre.

No debo ingerir grasas saturadas en mi dieta.

Falso. Si ingiere 60 gramos de grasa por día, no debe consumir más de 20 gramos de grasa saturada. Si no tenemos cuidado, la cantidad de grasa saturada en nuestra dieta va a empezar a aumentar. Si siempre estamos añadiendo grasas saturadas, nos metemos en problemas. Como la mayoría de nosotros no está pendiente de calcular al milímetro la cantidad de grasas en las comidas que ingerimos, no vamos a parar justo en el límite de 20 gramos. Así que los dietistas simplifican el mensaje y dicen, "Limiten las grasas saturadas que se encuentran en la mantequilla, mayonesa y manteca. En vez, use aceite de oliva, canola y cacahuate.

Proteína

En promedio, usted necesita 5 a 6 onzas de carne o sustitutos de carne por día. Note que no es por comida, sino por día. La mayoría de las personas en Estados Unidos consume más proteína de la que necesita.

La proteína de origen animal (carne, leche) contiene grasa saturada y no tiene fibra. Usualmente recomiendo consumir un máximo de dos porciones de carnes rojas por semana, y menos si tiene un problema cardiaco serio. En lugar de carnes rojas, coma los cortes de pollo y pavo con menos grasa (pechuga sin piel), y más pescado, que tiene grasas beneficiosas para el corazón.

Si frunce el ceño ante la idea de comer pechuga de pollo porque es "tan seca", entonces considere transar y coma otras partes del pollo, pero sin piel, y deje la pechuga para platos como fricasé de pollo o pollo guisado.

A continuación algunas ideas para ayudarlo al momento de escoger sus proteínas:

- Que sean desgrasadas. Saque toda la grasa visible de la carne de res, cerdo, pollo y pavo.
- Que sea de calidad. Coma pescado con grasa, en lugar de carne.
- Que sea en moderación. Éste es un término subjetivo. Lo que es un pedazo "moderado' de pollo para mí, es "de hambre" para mi esposo.

Habichuelas

Hay cosas que son inseparables, como el arroz y habichuelas o frijoles. En la cocina caribeña, el arroz y las habichuelas han coexistido por siglos. Ya sea vestidas de rojo, rosado o negro, las habichuelas son el accesorio perfecto para el arroz y, para el paladar, son una moda que difícilmente pasará.

Las habichuelas son muy nutritivas. Tienen proteínas, fibra y grasa no saturada. Entre otros nutrientes vitales, proporcionan magnesio, un mineral indispensable que puede ayudar a controlar la presión arterial y contribuir a la salud del corazón.

Desafortunadamente, la mayoría de los platos latinos tienen montañas de arroz, ya sea con una pequeña cantidad de habichuelas o simplemente el caldito de habichuelas. Un consejo: Convierta la montaña de arroz en un montoncito y coma más habichuelas, no sólo el caldito.

¿Cuánto?

La mayoría de las mujeres necesitan 5 a 6 onzas de proteínas por día; los hombres necesitan unas 6 onzas. Estas cantidades son *por día* y no *por comida*. De modo que esa cantidad de 6 onzas debe repartirse en las comidas de todo el día. Dije "la mayoría de las mujeres" y "la mayoría de los hombres", pero para saber cuánto necesita, consulte con un dietista para obtener un plan individualizado de comidas. Consulte con su médico o plan de salud para obtener información sobre especialistas.

Recuerde:

- Una porción de carne de 3 onzas es del tamaño de un mazo de cartas o de la palma de una mano femenina.
- Trate de repartir las porciones de proteína entre las comidas de todo el día.

Carbohidratos

CUANDO LES PREGUNTO A MIS PACIENTES LATINOS cuáles comidas elevan más la glucosa en la sangre, generalmente dicen que el jugo, algunas frutas, algunas harinas y ciertamente la mayoría de dulces y postres. Cuando les pregunto si las comidas de alta calidad como la avena elevan el nivel de glucosa en la sangre, me encuentro con miradas de incertidumbre.

Hace poco, en una clase, sostuve en alto dos tajadas de pan: de trigo integral y blanco. Les pregunté a los participantes cuál de ellos afectaría el nivel de glucosa en su sangre, el de trigo integral o el blanco. Más de la mitad dijo el blanco, una o dos personas dijeron ambos y el resto no dijo nada. Recibí las mismas respuestas cuando les di a escoger entre un vaso de leche entera y otro de leche descremada, y entre un vaso de jugo de naranja y otro de jugo de toronja o pomelo.

La percepción es que el trigo integral, la leche descremada y el jugo de toronja o pomelo son comidas más saludables y que no elevan el nivel de glucosa en la sangre. Lo cierto es que todas las opciones mencionadas tenían carbohidratos y elevarán el nivel de glucosa en la sangre.

Carbohidratos es un término general para harinas (almidones) y azúcares. Además de aportar calorías adicionales, los carbohidratos contribuyen directamente a la glucosa de la sangre. Tanto los azúcares como los almidones se asimilan rápidamente como glucosa, la cual pasa al flujo sanguíneo.

La insulina, una hormona que se produce en el páncreas, ayuda a transportar la glucosa del flujo sanguíneo a las células. Antes de que usted desarrollara diabetes, su cuerpo producía toda la insulina que necesitaba. Si comía una comida ligera, producía un poco. Si ingería una comida con muchos carbohidratos, su cuerpo inmediatamente producía mucha insulina para hacerse cargo de la glucosa.

Pero ahora usted tiene diabetes. En la diabetes de tipo 2, su cuerpo se resiste a la acción de la insulina, de modo que su cuerpo necesita producir más de lo normal para transportar la glucosa a las células. Mientras tanto, su páncreas no reacciona tan rápidamente como antes de que desarrollara diabetes y, tal vez, no produzca suficiente insulina cuando la requiera. Entonces, una meta de la planificación de comidas para diabéticos es limitar la cantidad de carbohidratos que consume a la vez. No es bueno consumir más carbohidratos de los que su cuerpo pueda manejar.

Cómo contar carbohidratos

Su dietista probablemente le enseñará alguna manera de contar carbohidratos. Usted aprenderá cuántos carbohidratos hay en sus comidas preferidas y cuántos carbohidratos puede ingerir por comida, y a la vez, mantener el nivel de glucosa en la sangre dentro de un rango saludable.

Tal vez prefiera contar los gramos de carbohidratos. O tal vez quiera contar por porción de carbohidratos, cada una de las cuales equivale a unos 15 gramos de carbohidratos.

¿Cuántos carbohidratos necesita? Somos individuos y cada

uno tiene necesidades particulares. Su abuelita y usted probablemente no necesitan la misma cantidad de carbohidratos por comida. Depende de su

- edad
- estatura y peso
- actividad física
- medicinas
- nivel de glucosa en la sangre

En promedio, las mujeres necesitan 3 o 4 porciones de carbohidratos por comida (45-50 gramos), mientras que los hombres necesitan 4 o 5 porciones de carbohidratos (60-75 gramos) en cada comida. Si come entre comidas, se aceptan alimentos de 15-30 gramos de carbohidratos en un día.

Estas cantidades son generales. Algunas personas necesitan menos carbohidratos en una comida y más en otra. Consulte con un dietista o educador certificado en diabetes para determinar el número correcto para usted.

Conviértase en un experto en contar carbohidratos

Digamos que le doy $10 dólares para que compre comida. La fruta le llama la atención. Cada mango cuesta $2 dólares, una papaya cuesta $4 dólares y una bolsa de mamoncillo (o quenepa) cuesta $3 dólares. ¿Cuáles son sus opciones de compra con esos $10 dólares?

- 5 mangos, o
- 2 papayas y 1 mango, o
- 2 bolsas de mamón y una papaya

La respuesta correcta es cualquiera de las opciones que den un total de $10 dólares. Llevar la contabilidad de carbohidratos es muy similar. Pero en este caso, necesita saber cuántos carbohidratos necesita para cada comida (su presupuesto total) y luego necesita saber cuántos carbohidratos hay en las comidas que va a ingerir. Usted mezcla y combina los alimentos de cualquier manera siempre que se mantenga dentro del presupuesto de carbohidratos.

Digamos que su dietista le dice que debe comer 3 porciones de carbohidratos en la cena (recuerde: cada porción es de 15 gramos). Le provoca comer arroz, habichuelas, tostones y chuletas de cerdo. El primer paso es identificar qué comidas tienen carbohidratos. El arroz, las habichuelas y tostones los tienen. No cuente la chuleta de cerdo. La chuleta de cerdo contiene proteínas y no tiene carbohidratos.

Arroz: 1/3 taza, cocido = 1 porción (Importante: ¡Mida el arroz después de que está cocido!)

Habichuelas: 1/2 taza, cocidas = 1 porción

Plátano verde: 1/3 plátano pequeño = 1 porción

Si prefiere contar carbohidratos, recuerde que una porción de carbohidratos equivale a 15 gramos de carbohidratos. Así que si ingiere los alimentos mencionados en el ejemplo de arriba, usted habrá consumido 45 gramos de carbohidratos.

Así de simple: una porción pequeña de cada comida es una porción de carbohidratos. Si su presupuesto es de 4 porciones de carbohidratos (60 gramos de carbohidratos), puede escoger duplicar la porción de arroz, habichuelas o tostones (¡pero no las tres!). La opción es suya.

Alimentos con carbohidratos

Granos

Algunos granos comunes son arroz (incluido el concón o pegao), panes y galletas, y cereales fríos y calientes (avena y farina; *corn flakes*, etc.)

1 porción de carbohidratos = 1/3 taza arroz cocido
(15 gramos)   1/2 taza cereal cocido
                      1/2 taza cereal frío
                      1 tajada de pan

Preguntas frecuentes

He escuchado que algunos tipos de arroz son mejores para las personas con diabetes porque no elevan tanto el nivel de glucosa en la sangre. ¿Es verdad?

Probablemente se refiere al índice glicémico (IG) de los alimentos. El índice glicémico muestra cuánto eleva el nivel de glucosa en la sangre un alimento en particular. La glucosa tiene el puntaje más elevado, 100. Cuanto menor sea el número, menos sube la glucosa en la sangre. Un IG de 70 es alto, un IG de 56-69 es medio y un IG de 55 es bajo.

El índice glicémico es un instrumento útil, ya que puede ayudar a saber más que sólo la cantidad de carbohidratos que se ingiere en una comida. Sin embargo, escoger carbohidratos de IG bajo, sin tener en cuenta el valor nutritivo y el total de carbohidratos consumidos, no es una manera efectiva de controlar el nivel de glucosa en su sangre.

A pesar de que el uso del índice glicémico está muy generalizado en Europa, Australia y Nueva Zelanda, no se usa tan frecuentemente en Estados Unidos.

Valores glicémicos del arroz

Convertido, blanco	38
Grano largo, blanco	44
Integral	55
Basmati	58
Arborio	69
Grano redondo, blanco	72
Instantáneo, blanco	87
Arroz salvaje	87
Aglutinado (pegajoso)	98

El arroz blanco convertido tiene un índice glicémico más bajo que el arroz de grano redondo. A pesar de que el uso de arroz blanco convertido en sus platos le puede dar una cierta ventaja en el control del nivel de glucosa en su sangre, no se olvide de contar los carbohidratos. Los alimentos de bajo índice glicémico siguen conteniendo carbohidratos y calorías.

Como pan de dieta y arroz de dieta. ¿Igual tengo que limitar las porciones?

Déjeme aclararlo: El pan de trigo integral no es pan de dieta. Está hecho con grano entero, tiene más fibra y más minerales, como magnesio y otras vitaminas B, y se le prefiere sobre el pan blanco. Pero todavía tiene calorías y carbohidratos.

Muchos latinos están comiendo más arroz integral. Como el pan integral, el arroz integral tiene más fibra que el arroz blanco, pero igual es una fuente de calorías y carbohidratos. Continúe comiendo pan integral y arroz integral, pero recuerde que de todos modos contienen calorías y carbohidratos.

Habichuelas o frijoles y guisantes

Los alimentos de este grupo incluyen frijoles pintos, habichuelas rosadas y gandules.

1 porción de carbohidratos = 1/2 taza de habichuelas
(15 gramos)   cocidas

Verduras con almidón: viandas, víveres

Las verduras con almidón incluyen
- papas
- boniato, chayote, yuca, mandioca, ñame, pana, malanga y calabaza (calabaza local)
- plátanos (verdes/amarillos), harina de plátano, bananos verdes, harina de bananos verdes, yautía

1 porción de carbohidratos = 1/2 taza de papas
(15 gramos)   1/2 taza de maíz
                           1/2 taza de plátano

Para mayor información sobre frutas y verduras, vea el próximo capítulo, "Frutas y verduras del Caribe".

Frutas

Las frutas pueden ser frescas, congeladas o de lata. La pulpa de fruta congelada y el jugo de fruta también están incluidos en esta categoría.

1 porción de carbohidratos = una fruta pequeña o
(15 gramos) mediana
1/2 taza de fruta fresca, congelada o de lata (la fruta de lata debe ser la empacada en jugo, no en almíbar)
1/2 taza de jugo de fruta (para algunos jugos, 1/3 de taza es una porción)
1/4 taza de fruta seca

Con frecuencia, mis pacientes dejan de comer fruta por una simple premisa: las frutas tienen azúcar y elevarán el nivel de glucosa en la sangre. Sí, las frutas tienen carbohidratos, los cuales serán convertidos por el cuerpo en azúcar (glucosa). Pero las frutas también tienen vitaminas, minerales y fibra. Con la ayuda de su dietista y educador de diabetes, vea cuántas porciones de fruta puede consumir en un día y seguir manteniendo el nivel de glucosa lo más cerca posible de lo normal.

A continuación, algunos factores que debe considerar cuando seleccione fruta:

- Coma fruta fresca en lugar de jugo. La fruta entera tiene fibra — ¡aprovéchela!
- Escoja frutas pequeñas. Una manzana pequeña pesa unas 4 onzas. Cuando vaya de compras, use la balanza en la sección de frutas y verduras para encontrar una

manzana que pese 4 onzas. Use esta manzana como su guía para comprar otras de tamaño similar. Trate de hacer lo mismo con otras frutas.

- Si quiere tomar jugo, mídalo cuidadosamente. Tal vez piense que está tomando 4 onzas cuando en realidad está tomando 8 onzas. Cuatro onzas es media taza. Mida varias veces hasta que se acostumbre a esa cantidad.
- Si está escogiendo fruta en lata (guanábana, carambola o fruta estrella, papaya) recuerde que las frutas enlatadas en almíbar tienen un contenido más alto de carbohidratos. Lea la etiqueta en el paquete.
- La pulpa de fruta congelada es una buena alternativa porque usualmente no le añaden azúcar. Recuerde leer la etiqueta del paquete y determine el tamaño de la porción. Algunas compañías usan una cucharada como tamaño de la porción, mientras que otras usan 1/4 de taza como tamaño de la porción.
- Cuando use pulpa de fruta congelada para hacer batidos, como el batido de mamey o tamarindo, lea la etiqueta cuidadosamente para determinar la cantidad de carbohidratos. Una cucharada de pulpa congelada puede variar entre 10 y 25 gramos de carbohidratos. Use agua o leche evaporada sin grasa y no se olvide de añadir los carbohidratos de la leche al total.

Preguntas frecuentes

¿Es verdad que la toronja o pomelo corta la grasa y no tiene mucha azúcar?

No hay fruta que ayude a perder grasa. El mensaje suena aburrido por lo repetido, pero para quemar grasas debemos incrementar la actividad física y reducir la cantidad de calorías consumidas. La toronja es una excelente fuente de vitamina C y potasio, pero también tiene carbohidratos. La toronja puede ser usada en su plan de comidas. No olvide que media toronja contiene unos 15 gramos de carbohidratos (una porción de carbohidratos).

Escuché que los mangos tienen muchísima azúcar. ¿Debo evitarlos?

Medio mango contiene unos 15 gramos de carbohidratos y equivale a una porción de carbohidratos. Pero la mayoría de la gente se come el mango entero – 30 gramos de carbohidratos en uno pequeño y de 45 a 50 gramos de carbohidratos en un mango mediano o grande. La mayoría de planes de comida permiten aproximadamente 45 gramos de carbohidratos por comida, de modo que comerse un mango mediano o grande agotará el total de carbohidratos permitidos.

Leche

Cuando enseño nutrición, siempre me topo con caras sorprendidas cuando menciono que los productos lácteos contienen carbohidratos. La mayoría de la gente usa lácteos en su café, cereal y otros platos sin siquiera pensar que su cuenta de carbohidratos está aumentando. Evitan el jugo, pero desconocen las propiedades de la leche.

Otro concepto equivocado es que la leche desgrasada y la leche con poca grasa tienen menos carbohidratos que la leche entera. La leche con grasa al 1% y la leche desgrasada contienen la misma cantidad de carbohidratos que la leche entera (12 gramos por taza). Lo que cambia es la cantidad de *grasa* en la leche, no la cantidad de carbohidratos. La leche condensada azucarada tiene más carbohidratos porque se le añade azúcar.

La gente con diabetes corre el riesgo de enfermedades cardiacas, de modo que se aconseja reducir la grasa saturada. Use leche baja en grasa o leche evaporada desgrasada en lugar de leche evaporada entera. Pruébela la próxima vez que haga batidos o incluso flan.

Aquí tiene algunos secretos que mantendrán sano su corazón:

- Use productos lácteos desgrasados o bajos en grasa
- Recuerde contar la leche y el yogurt como porciones de carbohidratos.
- Si la leche le causa gases, diarrea o indigestión, considere

usar leche con lactosa reducida o compre tabletas de enzima de lactasa y tómelas cuando coma o tome productos lácteos.

1 porción de carbohidratos = 1 taza de leche entera,
(15 gramos)   leche baja en grasa, leche
                                      desgrasada o suero espeso
                                      de leche (*buttermilk*)
                                   1/2 taza de leche
                                      evaporada
                                   3/4 taza de yogur natural
                                      desgrasado

Preguntas frecuentes

*Si tengo diabetes, ¿puedo seguir usando leche condensada azu-
carada?*

La leche condensada azucarada generalmente se usa en la
preparación de flan y otros postres. La leche condensada azucarada tiene un alto contenido de grasa (porque se hace con
leche entera), alto contenido de carbohidratos (incluye los
carbohidratos de la leche más los del azúcar que se añadió) y
muchas calorías. Úsela con moderación y muy de vez en cuando.

Usar leche condensada azucarada baja en grasa es mejor
(menos grasa saturada y menos grasas en total), pero recuerde que sigue teniendo muchos carbohidratos. Deje los
postres con leche condensada azucarada baja en grasa para
ocasiones especiales y coma porciones pequeñas.

¿Y la leche de coco?

La leche de coco no es un producto lácteo. La leche de coco
es un líquido espeso que se usa en postres y platos de pescado
y arroz, y es extraído del coco fresco rallado. La leche de coco
no tiene colesterol, pero tiene un alto contenido de grasas
saturadas. Una taza de leche de coco tiene 552 calorías, 13
gramos de carbohidratos, 57 gramos de grasa en total y 51
gramos de grasa saturada.

Dulces y postres

No es difícil pensar en los dulces y postres que nos gustan:
- tortas o bizcochos, tembleque, majarete, flan, arroz con dulce
- mermeladas y jaleas hechas de guayaba o papaya
- leche de coco
- torrejas, buñuelos, pudines

Cuando les pregunto a mis pacientes sobre postres, sus respuestas son de dos tipos: unos incluso niegan tener "pensamientos impuros" sobre dulces y menos comer postres, otros bajan la cabeza, rehuyen la mirada y confiesan que "hacen trampa". A mis pacientes les aseguro que el propósito de mis preguntas es ayudarlos a formular un plan realista de comidas que puedan disfrutar, no juzgarlos o darles una multa por infracción alimenticia. Algunos suspiran aliviados, pero otros se mantienen reacios.

Aceptémoslo: Los postres son un desafío para mucha gente con diabetes. Entonces, ¿cuál es la solución? ¿Es posible seguir disfrutando del majarete, flan, bizcocho, tres leches, natilla, y otras delicias?

¡Si! Pero recuerde que la mayoría de los postres son opciones "caras" para su presupuesto de carbohidratos. Por ejemplo, un pastel de tres leches puede tener hasta 75 gramos de carbohidratos por porción. Si su presupuesto para la comida es 45 gramos, es obvio que incluso si sólo comiera el pastel y nada más, igual tendría 30 gramos fuera del presupuesto. La mejor práctica es comer un poquito y compartir el pastel. Sin embargo, si piensa que para sólo comer un pedacito, mejor no come nada, o que no se va a aguantar y va a comer en exceso, entonces, evítelo. Con media tajada, la cantidad de carbohidratos baja a 38 gramos, lo que está dentro de su presupuesto de 45 gramos diarios. Ya que sólo le quedan 7 gramos para la cena, tiene que escoger el menú cuidadosamente. La mejor opción: una tajada de pollo o lechón asado sin grasa, con ensalada.

Ponga en práctica estas recomendaciones cuando se trate de postres:

- Sírvase porciones pequeñas: lo más probable es que tres o cuatro bocados pequeños sean suficientes.
- Deje los postres de alto contenido calórico para ocasiones especiales o sólo una o dos veces al mes.
- Si es aficionado a los dulces, adquiera el hábito de seleccionar mejores opciones, como los postres de fruta.
- Piense en sus postres preferidos y encuentre maneras de hacerlos más sanos. Por ejemplo, puede hacer flan con menos grasa y carbohidratos sin sacrificar el sabor.

Sustituciones saludables de ingredientes

En lugar de:	Use:
Leche evaporada	Leche evaporada sin grasa
Leche condensada azucarada	Leche condensada azucarada baja en grasa
Azúcar	Sucralosa. O use la mitad de azúcar y la otra mitad de un sustituto del azúcar como Sucralosa, aspartame o sacarina. Revise los paquetes de estos productos para encontrar información sobre cocción y horneado.

Bebidas azucaradas

A continuación, una lista de las bebidas azucaradas de las que puede disfrutar. Si tiene diabetes, tal vez crea que están prohibidas para siempre. Con una planificación cuidadosa, unas pocas sustituciones y porciones más pequeñas, puede presupuestarlas dentro del plan de comidas.

- Ponche (una bebida con huevos crudos: use huevos pasteurizados)
- Coquito (similar al *eggnog*) con muchas calorías, carbohidratos y grasa. Por ejemplo, 4 onzas de coquito tienen 299 calorías, 9 gramos de grasa y 20 gramos de carbohidratos. Es obvio que es una bebida "cara" en cuanto a

calorías, grasas y carbohidratos. Si toma un coquito durante las fiestas, use leche evaporada baja en grasas o una taza muy pequeña, y reduzca la cantidad de carbohidratos de los otros alimentos en su comida.

- Malta (una bebida malteada) contiene menos calorías, carbohidratos y grasa que el coquito. Una porción de 12 onzas tiene 133 calorías, 29 gramos de carbohidratos y menos de un gramo de grasa. Aunque la creencia popular diga lo contrario, la malta no es una buena fuente de hierro. Tome malta ocasionalmente y escoja una porción de 6 onzas en lugar de una de 12 onzas e incluya la cantidad de carbohidratos en su plan de comidas.

- Mabi (o mavi, una bebida tropical hecha de la corteza de un árbol), es una fuente de tanto calorías como carbohidratos. Una porción de 12 onzas de mabi contiene 148 calorías y 38 gramos de carbohidratos (2 1/2 porciones de carbohidratos). Si su presupuesto de carbohidratos por comida es de 45 gramos, tomar una porción de 12 onzas de mabi significa que no debería comer muchos más alimentos con carbohidratos.

- Batidos (licuados hechos de pulpa de fruta congelada que se venden en los supermercados) y bebidas de avena son una buena fuente de vitaminas y minerales. Use leche desgrasada o baja en grasa y endúlcelos con un sustituto del azúcar para reducir las calorías, carbohidratos y grasas.

- Bebidas con sabor a frutas como Tang o Sunny Delight no son 100% jugo de frutas. Son naranjadas. Un vaso de 8 onzas de Tang tiene 31 gramos de carbohidratos. Un vaso de 8 onzas de Sunny Delight tiene 27 gramos de carbohidratos. Un vaso de 8 onzas de jugo de naranja tiene 25 gramos de carbohidratos. Recomendación: Sólo consuma jugo 100% de fruta y tome 4 onzas. O añada agua gasificada a su jugo. Una bebida de 8 onzas que combina mitad jugo y mitad agua gasificada tendrá la mitad de los carbohidratos que 8 onzas de jugo.

- Néctares de fruta contienen pulpa de fruta y azúcar, por

lo que tienen muchos carbohidratos. No los cuente como jugo de fruta, sino como postre. Recomendación: Sólo consuma jugos de fruta. Los néctares generalmente tienen más calorías y carbohidratos que los jugos regulares. Por ejemplo, un vaso de 8 onzas de jugo de maracuyá tiene unos 33 gramos de carbohidratos. Un vaso de 8 onzas de néctar de maracuyá tiene 45 gramos de carbohidratos. Si usted lo prepara, puede usar sustitutos del azúcar y reducir las calorías y carbohidratos.

- Piraguas (conos de hielo raspado con almíbar de tamarindo, frambuesa, piña, coco o dulce de leche) ¡son una delicia en el verano! Sin embargo, los almíbares están repletos de carbohidratos, de modo que consúmalos sólo ocasionalmente. Puede preparar una versión de su piragua preferida con menos calorías y carbohidratos con pulpa de fruta congelada y sustitutos del azúcar, y congelarla. Cuando esté sólido lo pone en la licuadora por unos segundos y ¡listo!

Preguntas frecuentes

¿Puedo seguir echándole azúcar a mi café con leche?

Sí. Una cucharadita de azúcar tiene 4 gramos de carbohidratos. Inclúyala en su presupuesto de carbohidratos. Si prefiere usar sus carbohidratos en otras comidas, use sustitutos del azúcar como Splenda, Sweet'N Low y Equal, que no tienen calorías ni carbohidratos.

¿Y la caña de azúcar?

La caña de azúcar también contiene carbohidratos. Una barra de caña de azúcar contiene unas 40 calorías y unos 10 gramos de carbohidratos.

¿Es verdad que comer demasiada azúcar lleva a la diabetes?

Sobrecargar el cuerpo con demasiada azúcar (de bebidas gaseosas, dulces y bebidas azucaradas) añade un exceso de calorías y muy pocos nutrientes. Sabemos que consumir demasiadas calorías aumenta el riesgo de obesidad, y la obesidad es uno de los factores de riesgo de pre-diabetes y diabetes de tipo 2.

Preste atención a los detalles

Porciones

Una de mis pacientes descubrió que la papaya (lechosa, fruta bomba) contenía mucha vitamina A y era altamente nutritiva. Se aseguraba de comer grandes cantidades de papaya todos los días. Otra de mis pacientes leyó que el kiwi tenía más vitamina C que una naranja y entró en un frenesí de kiwi. Cuando se examinaban el nivel de glucosa en su sangre, ambas se extrañaban de que los números fueran consistentemente más altos de lo que esperaban. Para ellas, fue una sorpresa enterarse de que estas frutas que eran generosas en vitaminas y minerales, fueran igualmente generosas en carbohidratos, lo cual afectaba el nivel de glucosa.

Todos los carbohidratos tienen calorías y afectan el nivel de glucosa, de modo que usted debe limitar el tamaño de las porciones incluso si algo "es bueno para la salud". Lo repito: la cantidad es importante.

Calidad

Así como hay grasas buenas y grasas malas, algunos carbohidratos son mejores que otros. Los carbohidratos sanos como la fruta tienen vitaminas y minerales. Otros carbohidratos, como el pan hecho de harina blanca y dulces con azúcar, tienen poca o ninguna fibra y no contienen vitaminas ni minerales. Seleccione carbohidratos de alta calidad, como granos integrales, habichuelas, verduras y frutas, y evite comidas de baja calidad, como bebidas gaseosas, donas, bebidas azucaradas con sabor a fruta y pasteles.

Una de mis pacientes se volvió especialista en control de

porciones, sin embargo, tenía problemas para escoger productos de buena calidad. Había crecido comiendo *cornflakes* en el desayuno y asumía que era un cereal de alta calidad. Después de que hablamos de la importancia de la fibra, los cereales integrales y el sodio, lo cambió por avena cuando quería un cereal caliente y cereal con fibra cuando quería un cereal frío.

En una de mis clases de diabetes, traje un recipiente de jugo de naranja y una lata de bebida gaseosa regular. Después de echar cantidades similares en vasos, pregunté, "¿Qué bebida tiene más carbohidratos?" Cuando dije que las bebidas gaseosas y el jugo de naranja contenían cantidades similares de calorías y carbohidratos, algunos participantes expresaron su duda, mientras que otros dijeron que "ya sabían que les iba a tender una trampa". Sin embargo, cuando les pregunté qué bebida contenía más vitaminas y minerales, "jugo de naranja" fue la respuesta unánime. Lección aprendida: la calidad cuenta.

Muchos alimentos buenos tienen carbohidratos

Otra de mis pacientes decía que no comía zanahorias. "Evito las zanahorias", me dijo con firmeza. "Tienen muchísima azúcar". Sin embargo, mi paciente no se oponía a comer "una galleta" todos los días a la hora del almuerzo. Cuando le pregunté qué comida contenía más carbohidratos, la galleta o la zanahoria, me contestó, "hago mis propias galletas con avena. La avena es buena para reducir el colesterol y no uso azúcar. Uso un sustituto del azúcar".

A veces, la información se confunde y la gente llega a sus propias conclusiones. O la información se mezcla con información incorrecta. Examinemos las presunciones y los hechos:

"Las zanahorias tienen muchísima azúcar".
Una taza de zanahorias cocidas y en tajadas tiene 12 gramos de carbohidratos y 5 gramos de fibra. Comparemos las zanahorias con otros alimentos. Una taza de brócoli cocido en trozos y una taza de espárragos tienen 8 gramos de

carbohidratos cada una. Una taza de espinaca cocida tiene 7 gramos de carbohidratos. Una manzana de 4 onzas tiene 15 gramos de carbohidratos. (La próxima vez que vaya al supermercado, pese una manzana. Le sorprenderá averiguar que una manzana de aspecto inocente puede pesar hasta 10 onzas.) Una pera mediana tiene 25 gramos de carbohidratos. Una taza de arroz cocido tiene 45 gramos de carbohidratos.

A pesar de que las zanahorias tienen más carbohidratos que otras verduras, cuando se comparan con otros alimentos, no lo llevarán a la quiebra en cuanto a 'costo' en carbohidratos. Una taza de zanahorias (la gente normalmente come menos de una taza) sólo le descontará 7 gramos. Sí, sólo 7 gramos y no 12, porque cuando un alimento tiene 5 gramos o más de fibra, puede restar la cantidad de fibra del total de carbohidratos. La cantidad que queda – en este caso 7 gramos – es la cantidad de carbohidratos que afectarán el nivel de glucosa. Además, las zanahorias añaden vitamina A y fibra a su dieta.

"No uso azúcar. Uso un sustituto del azúcar".
Usar un sustituto del azúcar reduce la cantidad de carbohidratos de su receta. Sin embargo, otros ingredientes pueden tener carbohidratos. En la receta de galletas, la avena y la harina contienen carbohidratos. Cuando usa un sustituto del azúcar, elimina los carbohidratos que vienen del azúcar, pero no está eliminando los carbohidratos que vienen de la avena y la harina.

"Hago mis galletas con avena. La avena es buena para reducir el colesterol".
Recuerde que muchos alimentos que son buenos para usted tienen carbohidratos. "Saludable" no significa "cero carbohidratos". Cuando calculé el contenido de carbohidratos de las galletas de mi paciente, la cantidad era de 38 gramos por galleta. Mi paciente tenía un presupuesto de 55 gramos de carbohidratos para el almuerzo. Después de enterarse de la cantidad de carbohidratos por galleta (se quedó muy sor-

prendida) y compararla con otro tipo de galleta, decidió comer su galleta de avena sólo una o dos veces por semana. Los otros días comerá una galleta de té, que sólo tiene 5 gramos de carbohidratos por galleta. En esos días, también puede comer zanahorias.

Frutas y verduras del Caribe

LAS RESPLANDECIENTES AGUAS DEL MAR DEL CARIBE calman el cuerpo, y las frutas del Caribe reconfortan el alma. Una gran variedad de frutas caribeñas figura en cada comida, desde los mangos que nos hacen agua la boca, hasta el sedoso sapote. La guayaba, repleta de vitamina C, puede aparecer fresca, en jugo o en pasta dulce acompañada con queso blanco. La guanábana se puede comer fresca, mezclada con leche en un batido de fruta o como postre helado.

Las frutas tropicales no son sólo exuberantes, sino también nutritivas:

- Los colores profundos y vivos indican que contienen antioxidantes y fitoquímicos.
- Las frutas amarillas y anaranjadas son ricas en vitamina C, carotenoides y bioflavonoides. Muchas están siendo estudiadas por sus propiedades beneficiosas para la salud, incluyendo los mangos, el sapote, la papaya (lechosa), el maracuyá y la carambola (fruta estrella).

- Las frutas rojas, como la sandía, guayaba, acerola y tomates, son ricas en licopeno y antocianina, las cuales se comercializan por sus propiedades anti-cancerígenas.

Para mayor información sobre el valor nutritivo de estas frutas, vea el recuadro "Valores nutritivos de frutas caribeñas comunes".

Cada vez más, estas frutas se venden en Estados Unidos, y no sólo en comunidades de inmigrantes. Los que no son latinos que viajan al Caribe quieren disfrutar de las mismas frutas cuando regresan a casa, y muchas personas compran ahora estas comidas en su mercado de costumbre.

Muchas de las mismas frutas y vegetales se usan en todo el Caribe pero tienen diferentes nombres en diferentes países (Ver el recuadro. "Frutas del Caribe"). Vamos a poner en orden alfabético el nombre en inglés y luego dar los nombres en español.

Valores nutritivos de frutas caribeñas comunes

Nombre	Nombre en español	Tamaño de la porción (peso en gramos)	Calorías	Carbohi-dratos (en gramos)	Fibra (en gramos)	Comentarios	Intercambios/ Porción de/ carbohidratos/ gramos
Apple Banana	guineo, guineo manzano, platanito manzano	1 fruta (73 gramos)	65	17	2	buena fuente de potasio; excelente fuente de vitamina C	1 fruta/1 porción/15 gramos de carbohidratos
Custard Apple	anona, anón	1/2 taza cubos (70 gramos)	70	18	2	buena fuente de potasio; excelente fuente de vitamina C	1 fruta/1 porción/15 gramos de carbohidratos
Guava	guayaba	1/2 taza (83 gramos)	55	12	4	buena fuente de potasio, vitamina A; excelente fuente de vitamina C	1 fruta/1 porción/15 gramos de carbohidratos

Nombre	Nombre en español	Tamaño de la porción (peso en gramos)	Calorías	Carbohidratos (en gramos)	Fibra (en gramos)	Comentarios	Intercambios/ Porción de/ carbohidratos/ gramos
Golden apple, otaheite apple, ambarella	jobos de la India, hevi	1 taza (225 gramos de fruta comible)	72	16	5	buena fuente de fibra, hierro, vitamina C, potasio	1 fruta/1 porción/11 gramos de carbohidratos
Lime Lemon	limón, limón agrio, limón dulce	1 limón (2" diámetro; unos 80 gramos al comprarlo) (67 gramos)	20	7	2	excelente fuente de vitamina C	1/2 fruta/1/2 porción/7 gramos de carbohidratos
Mamey	mamey, sapote	1 taza (124 gramos)	65	16	4	excelente fuente de vitamina C	1 fruta/1 porción/15 gramos de carbohidratos
Orangelo	chironja	1/2 grande (155 gramos)	60	15	3	excelente fuente de vitamina C	1 fruta/1 porción/15 gramos de carbohidratos
Papaya	lechosa, papaya, lechoza, fruta bomba	1 taza cubos (140 gramos)	55	14	2	buena fuente de potasio; excelente fuente de vitaminas A y C	1 fruta/1 porción/15 gramos de carbohidratos
Passion Fruit	parcha, chinola, granadilla, maracuyá	1/4 taza (59 gramos)	60	14	6	buena fuente de hierro, potasio; excelente fuente de vitaminas A y C	1 fruta/1 porción/15 gramos de carbohidratos
Sapodilla	níspero, zapote	1/3 taza pulpa (80 gramos)	70	16	4	excelente fuente de vitamina C	1 fruta/1 porción/15 gramos de carbohidratos
Soursop	guanábana	1/3 taza pulpa (75 gramos)	50	13	2	buena fuente de potasio; excelente fuente de vitamina C	1 fruta/1 porción/15 gramos de carbohidratos
Spanish Lime	genip, kenip, guenip, quenepa	1/2 taza (95 gramos)	55	19	1	buena fuente de vitamina A carbohidratos	1 fruta/1 porción/15 gramos de carbohidratos

Nombre	Nombre en español	Tamaño de la porción (peso en gramos)	Calorías	Carbohi-dratos (en gramos)	Fibra (en gramos)	Comentarios	Intercambios/ Porción de/ carbohidratos/ gramos
Star Apple	caimito, anón, chirimoya	1/3 taza pulpa (80 gramos)	55	12	1	excelente fuente de vitamina C	1 fruta/1 porción/15 gramos de carbohidratos
Starfruit	carambola, chirimoya	1-1/2 tazas cubos (198 gramos)	60	13	6	excelente fuente de vitamina C	1 fruta/1 porción/15 gramos de carbohidratos
Tamarind	tamarindo	1 cucharada (7.5 gramos)	20	5	0.4	—	alimento libre
West Indian Cherry	acerolas	2 tazas (196 gramos)	60	15	2	excelente fuente de vitaminas A y C	1 fruta/1 porción/15 gramos de carbohidratos

Frutas del caribe y su nombre en español

Fruta	Conocida como	Puerto Rico	República Dominicana	Cuba
Apple Banana	guineo	guineo manzano		platanito manzano
Avocado	aguacate			
Baby Banana		guineo niño		
Banana	guineo			plátano/guineo
Cantaloupe	melón			
Cherry		cereza	cherri (dicho con acento domini-cano)/cereza	cereza
Custard Apple		anón	anona	anón
Golden apple, otaheite apple, ambarella	hevi, jobos de la India			
Gooseberry		grosella, otaheite	cerezo	cerezo
Grapefruit		toronja	greifrú toronja	toronja
Guava	guayaba			
Lemon	limón	limón dulce		limón
Lime		limón agrio	limón	limón

Fruta	Conocida como	Puerto Rico	República Dominicana	Cuba
Loquat			níspero	
Mamey		mamey, sapote	mamey	mamey, sapote
Mango		mango	mango	mango
Orange		china	china	naranja
Orangelo		chironja	(No se usa)	(No se usa)
Papaya		lechosa, papaya	lechosa, lechoza	fruta bomba/ papaya
Passion Fruit		parcha	chinola, granadilla	parcha
Pineapple	piña			
Sapodilla		níspero	níspero	níspero, zapote
Sour Orange	naranja agria			
Soursop	guanábana			
Spanish Lime	genip, kenip, guenip	quenepa	limoncillo	mamoncillo
Star Apple		caimito	chirimoya	anón, chirimoya
Starfruit		carambola	chirimoya	chirimoya
Sugarcane	caña de azúcar			
Tamarind (Indian dates)	tamarindo			
Watermelon	sandía	sandía melón de agua	sandía	sandía
West Indian Cherry	acerolas			

Nota: 1 onza = 28 gramos.

Frutas

Apple Banana

Español: guineo, guineo manzano, platanito manzano

Esta fruta es una banana pequeña, bastante rechoncha, con un ligero sabor ácido parecido al de la manzana. Mis pacientes diabéticos se quejan de tener que cortar sus bananas por la mitad, porque lo que queda se pone marrón y se descarta. El guineo manzano, por ser más pequeño, es la solución perfecta.

Custard Apple

Puerto Rico y Cuba: anón
República Dominicana: anona

Las anonas vienen de un árbol deciduo subtropical que pertenece a la familia Annonaceae. Esta familia tiene más de 2,000 miembros repartidos por el mundo. Las anonas son una buena fuente de vitamina C y fibra. También tienen vitamina B6, magnesio y potasio.

Golden Apple

Español: hevi o heví, jobos de la India

Esta fruta con forma de kiwi tiene una cáscara delgada que se torna amarilla al madurar. La pulpa agridulce envuelve un centro espinoso.

Guava

Español: guayaba

Las guayabas tienen un aroma cautivador que va del almizclado cuando están verdes, a uno floral dulce cuando están maduras. La guayaba es una fruta con forma de huevo y sabor a miel, melón y fresas. Las guayabas se usan tradicionalmente para jaleas y conservas. Son una excelente fuente de vitamina C. La pulpa de guayaba congelada, que se puede comprar en el supermercado, se usa para hacer batidos. Las guayabas son más asequibles que nunca. He encontrado guayabas en las principales cadenas de supermercados.

Lime

Puerto Rico: limón agrio
República Dominicana y Cuba: limón

El limón agrio es de uso generalizado en la cocina dominicana, especialmente para marinar carnes. Se puede confundir con el limón amarillo (lemon) por el nombre. Si va a un restaurante caribeño y pide 'limón", no se sorprenda si le traen tajadas de limón agrio.

Mamey

Puerto Rico y Cuba: mamey o sapote
República Dominicana: mamey

El mamey o sapote se ha popularizado cada vez más en Estados Unidos, especialmente entre los cubano-americanos. El sapote es una fruta grande, del tamaño de una pelota de fútbol. La cáscara exterior marrón tiene una textura que combina las características del papel de lija y la pelusa de durazno. La pulpa es de un color rosado cremoso o salmón. En el centro hay una pepa grande, similar a la del aguacate.

El sapote tiene un sabor que ha sido descrito como una combinación entre batata y miel con un punto de mazapán. En Norteamérica, el sapote se vende como pulpa congelada y lo venden en la sección de productos refrigerados del supermercado. Normalmente se sirve como un batido mezclado con leche entera.

Recomendaciones saludables

- El mamey es una fuente excelente de vitamina A.
- Mézclelo con yogurt natural sin grasa o leche sin grasa o al 1% para hacer un batido nutritivo.

Orangelo

Puerto Rico: chironja

La productividad de la chironja la hace popular con los agricultores puertorriqueños. Es similar a la toronja, pero más colorida, dulce y fácil de pelar, por lo que es muy solicitada en los supermercados de Puerto Rico.

Papaya

Puerto Rico: lechosa, papaya
República Dominicana: lechosa, lechoza
Cuba: fruta bomba (En Cuba, papaya es una palabra grosera para los genitales femeninos.)

Todavía puedo recordar cuando sacábamos papayas de un árbol en el patio trasero de mi casa en Cartagena, Colombia. Normalmente, las papayas se sacaban cuando todavía no estaban maduras y se las dejaba madurar en la mesa de la cocina. Mamá cortaba tajadas gruesas y aterciopeladas de un color salmón y las servía para el desayuno. Yo sacaba las pepas negras con una cuchara, separaba la pulpa de su delicada cáscara verde amarillenta y me deleitaba el paladar. La papaya se vende ahora en la mayoría de supermercados, lo cual me alegra. Es muy nutritiva, con un sabor muy agradable. Les digo a mis amigos que no dejen de disfrutar de una tajada. Es comida de gran calidad. Una taza de papaya en cubos, una cantidad apreciable, tiene sólo 14 gramos de carbohidratos. La papaya seca contiene más carbohidratos, de modo que ¡prefiera la fresca!

Passion Fruit

Puerto Rico y Cuba: parcha
República Dominicana: chinola, granadilla, maracuyá

La granadilla es fácil de preparar. Sólo córtela en dos, saque la pulpa de semillas con una cuchara y separe las semillas con un colador o tamiz. El resultado es un jugo rico, un concentrado natural, que puede ser endulzado y luego diluido en agua u otros jugos (especialmente naranja o piña) para hacer bebidas frías. El jugo de granadilla puede hervirse y reducirse a un almíbar para usarlo en salsa, postres de gelatina, dulces, helados, helados de agua, crema para pasteles y relleno para pasteles. La pulpa de semillas se puede convertir en jalea y se combina con piña o tomate para hacer mermelada. Goya hace néctares de granadilla. Como se les añade azúcar, los néctares tienen mayor cantidad de carbohidratos que el jugo. La pulpa de granadilla se vende en la sección de productos refrigerados de los supermercados.

Recomendaciones saludables

- La granadilla usualmente se mezcla con agua y azúcar. Considere usar un edulcorante no calórico en lugar de azúcar para reducir el contenido de carbohidratos.
- Si decide usar azúcar, cuente 4 gramos de carbohidratos por cada cucharadita de azúcar que añada.

Sapodilla

Español: níspero

Esta dulce fruta tropical tiene un sabor similar al azúcar de maple. La cáscara es correosa, delgada y marrón, y la pulpa va de un color miel al rojizo. Las delgadas semillas negras no se comen.

La sapodilla puede comerse con la mano o en ensaladas de fruta y bebidas. Su pulpa se vende en supermercados latinos en la sección de productos refrigerados. Se usa para hacer batidos.

Originalmente, la savia de la sapodilla se hervía para hacer chicle.

Deje que las sapodillas maduren a temperatura ambiente hasta que estén suaves y luego refrigérelas.

Las sapodillas tienen pocas calorías, contienen mucho potasio y vitamina C, y son una buena fuente de fibra.

Soursop

Español: guanábana

En Puerto Rico, los diferentes tipos de guanábana se clasifican dentro de tres variedades: dulce, medio ácida y ácida. Estas tres variedades pueden subdividirse en guanábanas de forma redonda, con forma de corazón, largas o angulares. Finalmente, la guanábana también puede ser clasificada según la consistencia de su pulpa, que varía de suave a jugosa, de firme a comparativamente seca. En cierto momento, la Estación Agrícola Experimental de la Universidad de Puerto Rico catalogó 14 tipos diferentes de guanábana en el área entre Aibonito y Coamo. Por todo el trópico se hacen refrescantes bebidas de guanábana, como el carato de Puerto Rico.

En la República Dominicana, se hace un puré de guanábana, y la pulpa se cuece en almíbar de azúcar con canela y ralladura de limón para hacer un rico postre. Es común que en los países tropicales, se congele la guanábana en las bandejas de hielo para hacer helado.

En Estados Unidos no se vende guanábana fresca. Sin embargo, se vende pulpa congelada y latas de guanábana en almíbar. No hace falta decir que lo mejor es usar la pulpa congelada.

Spanish Lime

Conocido también como genip, kenip, guenip
Puerto Rico: quenepa
República Dominicana: limoncillo
Cuba: mamoncillo

Los mamoncillos maduran de julio a septiembre y parecen grandes racimos de uvas verdes. Éstos se cortan y se venden a lo largo de las carreteras y calles.

La fruta redonda mide un poco más de una pulgada de largo pero, ocasionalmente, un árbol da fruta del doble de tamaño, y con frecuencia hay gemelos en un mamoncillo. Dentro de la cáscara tensa y delgada, que fácilmente se parte con los dientes, hay una capa delgada de una pulpa amarilla agridulce que envuelve una pepa blanca, redonda y larga.

Más o menos la mitad del mamoncillo es comestible. Para comerlo con la mano, parta la cáscara por el lado del tallo, apriete hasta que salga la semilla envuelta en pulpa y póngasela en la boca. Chupe el jugo de la pulpa hasta que no quede nada sino la fibra y la pepa blanca.

El jugo del mamoncillo mancha la ropa, o sea que tenga cuidado. Los aficionados demasiado entusiastas al mamoncillo encontrarán que sus dientes se vuelven hipersensibles después de un banquete de mamoncillos.

Star Apple

Puerto Rico: caimito
República Dominicana: chirimoya
Cuba: anón, chirimoya

La cáscara y el tejido pegado a ella no son comestibles. Cuando abra una chirimoya, no deje que el látex amargo de la piel toque la pulpa comestible. La fruta madura, de preferencia fría, puede ser cortada en dos, y se saca la pulpa con una cuchara, dejando las semillas y el corazón.

Starfruit

Puerto Rico: carambola
República Dominicana y Cuba: chirimoya

La carambola generalmente se come fresca y con la mano. La pulpa no se conserva bien, y la fruta sólo se vende fresca. Su jugo tiene un suave sabor ligeramente agridulce y se usa en muchos jugos comerciales. Cuando se corta en tajadas, la fruta tiene forma de estrella y con frecuencia se usa para adornar ensaladas y otros platos.

Sugarcane

Español: caña de azúcar

La caña de azúcar es un tipo de junco que deleita a chicos y grandes en el Caribe. La palabra caña de azúcar produce una sonrisa de nostalgia en muchas caras latinas. Los aficionados a la caña de azúcar mastican los largos y gruesos tallos verdosos con "gusto y sabor", extrayendo su delicioso y dulce néctar. Éste se usa en bebidas y para endulzar comidas. Algunas bebidas alcohólicas se hacen de caña de azúcar fermentada. A pesar de que no se la considera una fruta, vendedores callejeros en Estados Unidos ofrecen largos tallos de caña de azúcar en los puestos de frutas y verduras de los barrios latinos. Se puede encontrar tallos de caña de azúcar bailando y moviéndose libremente en un mar de *mojito*, una popular bebida cubana simplemente hecha de azúcar, ron y hojas de menta.

Tamarind

Español: tamarindo

Los tamarindos, también llamados dátiles indios, son vainas de color marrón oscuro con forma de habichuela. Su sabor es una combinación de albaricoque, dátil y limón, y tienen la consistencia de guindones y similares consecuencias – el exceso de tamarindo produce heces sueltas.

Si cree que nunca ha probado esta fruta exótica, es probable que se equivoque. El tamarindo es el ingrediente "secreto" en la salsa inglesa. Las vainas de tamarindo miden unas cinco pulgadas y son abultadas y quebradizas. Si abre una vaina encontrará semillas pequeñas recubiertas de una pulpa oscura similar a la de los dátiles. El tamarindo agridulce se usa para darle sabor a los chutneys y curris. Los tamarindos se venden frescos, como pulpa con o sin azúcar, y como pulpa congelada. Los caribeños usan el tamarindo para hacer jugo (mezclado con agua y azúcar). También se encuentra en dulces.

Recomendaciones saludables

- Las tiendas y supermercados de Nueva York venden tamarindo dulce importado de Tailandia. Este tamarindo del Lejano Oriente es más dulce y con mayor contenido calórico y carbohidratos que su contraparte caribeña, más ácida.
- Use un sustituto del azúcar cuando prepare jugo de tamarindo.

West Indian Cherry

Español: acerolas

Las acerolas se pueden comer crudas. Como postre, son deliciosas si se cocinan en almíbar para quitarle la acidez. Las semillas se sacan porque no son comestibles.

Verduras

Los latinos caribeños incorporan verduras en su cocina para realzar el sabor. Se añaden apetitosos tomates, pimientos, cebollas y cilantro a las habichuelas, guisos y sopas. Los berros, lechuga y aguacates con un chorrito de aceite de oliva y jugo de limón son acompañamientos comunes en la cocina caribeña. El quimbombó y la berenjena se añaden con frecuencia a los guisos y se mezclan con pescado y otras carnes. Las verduras con almidón predominan en la cocina caribeña. El boniato, un elemento básico en la cocina cubana, los ñames caribeños y el taro se añaden a los sancochos (sopas espesas y concentradas) o se comen como acompañamiento.

Verduras con almidón

Las verduras con almidón son conocidas como viandas en Puerto Rico y Cuba. Se les llama víveres en la República Dominicana. Vea el recuadro de abajo, "Valores nutritivos de las verduras con almidón caribeñas", para encontrar datos de nutrición.

Banana, Green

Español: Guineos verdes

Los puertorriqueños y dominicanos usan los guineos verdes en muchos platos junto con otras verduras de raíz. Los guineos verdes se hierven y se sirven con cebollas y aceite de oliva como acompañamiento. Un guineo verde es un almidón, un guineo maduro es una fruta.

Breadfruit

Español: panapén

El panapén se ve como un melón con cáscara verde abultada. A pesar de ser una fruta, el panapén se cuece y come como una verdura; nunca se come crudo. Su sabor varía según el estado de madurez. Cuando está verde, es como una papa cruda. Si se cocina cuando está parcialmente maduro, el panapén tiene la consistencia de un plátano pegajoso. Cuando está totalmente maduro, se puede hacer con él una especie de flan. El panapén se vende esporádicamente. Los puertorriqueños usan el panapén junto con otros almidones como el arroz.

Recomendaciones saludables

- El panapén es una buena fuente de potasio, vitamina C y magnesio.
- Use porciones pequeñas.

Caribbean Sweet Potato

Puerto Rico y República Dominicana: batata
Cuba: boniato

El boniato, muy apreciado en Cuba, es un tubérculo de forma irregular y cáscara rugosa de color morado. A diferencia de nuestra batata o camote, la pulpa del boniato es de un amarillo cremoso, con un sabor sutil a castañas. Su pulpa es más seca y esponjosa que la de nuestra batata. Se hacen buenos flanes y pastelitos con los boniatos, que también se pueden hornear, hervir, freír, cocer al vapor, a la plancha o hacerlos puré.

Caribbean Yam

Español: ñame

Dependiendo del país, el término ñame se usa para muchos tipos de tubérculos, incluyendo la batata y el boniato, los cuales no tienen ninguna relación con el verdadero ñame.

El ñame es una excelente fuente de potasio, porque contiene dos veces más potasio que una banana mediana. También es una buena fuente de vitamina C y B6, y contiene magnesio.

El ñame tiene un alto contenido de almidón y contiene una enzima, alfa amilasa, que convierte los almidones en azúcares a medida que el tubérculo madura, se almacena o se calienta. Cuando se hierve o cocina al vapor, despide un olor inesperado a tocino y huevos. Se vuelve seco y esponjoso, y el almidón se derrite en la boca, y es mucho más suave y ligero que las otras batatas. El sabor se asemeja a una papa horneada, ligeramente dulce, pero de una textura más firme y seca.

Christophine, chocho

Puerto Rico: chayote o chayota
República Dominicana: tayota
Cuba: chayote

Esta fruta con forma de pera, de color verde claro, tiene una sola semilla plana y comestible. La fruta puede pesar hasta 3 libras, pero normalmente pesa de 6 a 12 onzas.

El chayote generalmente se usa como verdura – hecha crema o puré, con mantequilla, frita, rellena, horneada, guisada, hervida o encurtida. Las tajadas de chayote se pueden saltear, condimentar con hierbas y servir como un acompañamiento delicioso y rápido. El sabor del chayote ha sido descrito como una mezcla de pepinillo, calabaza y nabo.

Recomendaciones saludables

- El chayote tiene menos carbohidratos que el arroz.
- Use chayote como almidón en sus comidas en lugar de arroz.

Malanga

También conocida como dasheen.

La malanga es tan popular en los trópicos, como lo es la papa en Estados Unidos. A menudo se la confunde con el taro, porque es de similar tamaño y forma.

La malanga tiene un sabor inusual, que ha sido comparado con el olor a tierra húmeda de las castañas negras. La textura de la malanga cocida es sorprendentemente suave, como frijoles negros combinados con papas nuevas hervidas.

La malanga tiene tres formas básicas: de forma curva, con forma de batata y con forma de palo. Se vende todo el año.

Los caribeños cocinan la malanga con otras viandas como el taro, yuca y plátanos. Se la encuentra en sopas, hervida o servida con o sin aceite. Una taza de malanga cocida es una buena fuente de potasio y magnesio.

Plantain

Español: plátano

A pesar de ser una fruta, la mayoría de latinos ponen los plátanos dentro de la categoría de viandas o verduras con almidón, no dentro de la categoría de frutas. Después de sacar la cáscara no comestible, los plátanos se hierven, hornean o fríen en aceite vegetal.

Los plátanos se cocinan verdes o maduros. El mangú, que se come en el desayuno, es un plato muy apreciado en República Dominicana.

Más del 80% del plátano verde es almidón. A medida que el plátano madura, el azúcar aumenta de 2% a 17%.

Mucha gente piensa que la comida de sabor dulce aumenta la glucosa en la sangre más que la comida que no es dulce. Los plátanos, ya sean verdes o amarillos, tienen carbohidratos y elevan el nivel de glucosa en la sangre.

Recomendaciones saludables

- La tercera parte de un plátano pequeño tiene unos 15 gramos de carbohidratos.
- Los plátanos son una excelente fuente de potasio y una buena fuente de vitamina C.

Pumpkin

Puerto Rico: calabaza
República Dominicana: ahuyama o auyama
Cuba: calabaza

La calabaza es una verdura muy popular en el Caribe y Latinoamérica. También se le conoce como ahuyama. El color de la cáscara varía del verde al castaño hasta el naranja intenso del atardecer. El tamaño de la calabaza redonda va del tamaño de un melón al de una sandía. La pulpa es del color de la zanahoria, dulce, suculenta y de fina textura. Los caribeños usan la calabaza para darle más sabor a las habichuelas y sopas; con frecuencia se hierve y se sirve con otras viandas.

Recomendaciones saludables

- La calabaza es una excelente fuente de beta-caroteno, la vitamina A que se encuentra en las plantas.
- Tiene menos calorías y carbohidratos que la yuca o el arroz. Una taza de calabaza equivale a 15 gramos de carbohidratos.

Taro Root

Español: yautía; también conocida como malanga
También se le llama tanier, dasheen en inglés,

La raíz de taro es un tubérculo del Viejo Mundo. Su pulpa varía de color cuando se cuece; va de blanco a amarillo, rosado pálido, malva grisáceo o violeta. El sabor se asemeja a una combinación de corazón de alcachofa y castañas hervidas. Hay dos variedades. La más común, el dasheen, es del tamaño de un nabo y tiene cáscara peluda cubierta de anillos distintivos. La otra variedad se llama eddo.

Valores nutritivos de verduras con almidón (viandas) caribeñas comunes

Nombre	Nombre en español	Tamaño de la porción (peso en gramos	Calorías	Carbohidratos (en gramos)	Fibra (en gramos)	Comentarios	Inter-cambios
Banana, green	guineos verdes, cocidos	1/2 taza en cubos (75 gramos)	65	17	2	buena fuente de potasio, vitamina C	1 almidón
Bread-fruit	panapén, cocido	1/4 taza cubos pequeños (63 gramos)	70	19	3	buena fuente de potasio; excelente fuente de vitamina C	1 almidón
Caribbean Sweet Potato	batata, boniato, cocido	1/3 taza pedazos (44 gramos)	60	15	2	buena fuente de potasio; excelente fuente de vitamina C	1 almidón
Caribbean Yam	ñame, cocido	1/2 taza (70 gramos)	80	19	3	excelente fuente de potasio, vitamina C	1 almidón
Christophine	chocho, chayote, chayota, tayota, cocida	1/2 taza (pedazos de 1") (80 gramos)	20	4	2	buena fuente de vitamina C	1 verdura
Malanga	Malanga, cocida	1/3 taza pedazos (47 gramos)	70	16	2	buena fuente de fósforo; excelente fuente de potasio	1 almidón

Nombre	Nombre en español	Tamaño de la porción (peso en gramos	Calorías	Carbo-hidratos (en gramos)	Fibra (en gramos)	Comentarios	Inter-cambios
Plantain	plátano verde o maduro, hervido	1 pequeño (152 gramos)	176	47	4	buena fuente de potasio, magnesio	3 almidones
Pumpkin	calabaza, ahuyama, auyama, cocida	1 taza cubos pequeños (205 gramos)	70	16	6	buena fuente de hierro, vitamina C; excelente fuente de vitamina A	1 almidón
Taro Root	yautía, malanga, cocida	1/3 taza tajadas (44 gramos)	60	15	2	buena fuente de fósforo, potasio, vitamina C	1 almidón
Yuca	casabe, yuca, mandioca, cocida	1/3 taza (44 gramos)	70	17	1	excelente fuente de potasio, vitamina C	1 almidón

La raíz de taro se vende todo el año. No se debe comer el taro crudo. La cáscara no es comestible. Se añade taro a las sopas y guisos, y se mezcla con pescado.

Recomendaciones saludables

- Como en la variedad está el gusto, sirva taro en lugar de arroz.
- Una taza de arroz cocido contiene unos 45 gramos de carbohidratos (3 porciones de carbohidratos), una taza de taro contiene 38 gramos de carbohidratos (2 1/2 porciones de carbohidratos).

Yuca

Español: casabe, yuca, mandioca

La yuca es la principal cosecha en los países tropicales y subtropicales. La yuca tiene dos variedades principales:

amarga y dulce. La yuca amarga es venenosa, a no ser que se cocine. La yuca dulce es densa, suave, fibrosa y con mucho almidón. Es dulce y chiclosa.

La yuca fresca se encuentra todo el año. Las raíces son de 8 a 12 pulgadas de largo y antes de cocerla, se le debe sacar la cáscara marrón, que la hace parecerse a un tronco. La yuca se sirve hervida o frita.

Cuando la yuca se seca y se muele, se vuelve tapioca. La yuca molida se usa para hacer empanadas (pasteles rellenos de carne) y pasteles (similares a los tamales).

En la República Dominicana, el segundo plato más popular para el desayuno, después del mangú (plátano hervido y triturado), es un plato de yuca hervida con rodajas de cebolla.

Recomendaciones saludables

- La yuca es una raíz con almidón, con un alto contenido de carbohidratos.
- Use porciones pequeñas.

Verduras sin almidón

Las verduras sin almidón reciben el nombre de vegetales en Puerto Rico y República Dominicana, y verduras en Cuba, pero los latinos no las comen en grandes cantidades. Las verduras sin almidón se usan principalmente como condimentos, como los sofritos y recaítos.

¡Pero estas verduras merecen respeto! Son magníficas 'adquisiciones' porque hacen que el presupuesto de carbohidratos alcance. La mayoría de las verduras, por porción (1/2 taza cocida o 1 taza cruda), no llegan a 5 gramos de carbohidratos, y están llenas de vitaminas y fibra. Aquí algunos secretos para añadir verduras a sus comidas:

- Trate de añadir cilantro, perejil, pimientos, cebollas, tomates, quimbombó, habichuelas tiernas, berenjena o zanahoria a sus platos preferidos de arroz y carne.

- Las ensaladas son la mejor manera de comer sus verduras. Sea audaz y agregue verduras ricas en nutrientes como berros o espinaca a su ensalada de lechuga romana. Para ponerle color, personalidad y darle un sabor diferente a su ensalada, échele verduras ralladas como zanahorias o zapallito italiano.
- En los asopaos o sancochos se puede poner cualquier tipo de verdura. No se limite a las viandas o víveres típicos del sancocho. Use cebolletas, apio, perejil, zanahoria y coliflor. Cuando mi hermano se rehusaba a comer cualquier verdura que no fuera lechuga o tomate, yo añadía hojas verdes a los sancochos y después de cocidos los licuaba y regresaba el puré al caldo. Esto realzaba el sabor y él ni siquiera notaba que estaban allí. Una de mis sopas preferidas, el mondongo, tiene zanahoria y apio picados.
- Una de las maneras más fáciles y deliciosas de comer más verduras es añadirlas a los guisos de carne que los caribeños preparan con tanto gusto. Pruebe el guiso de cabrito, pollo o carne de res con pedazos de zanahoria, pimientos, tomates y cebollas. En lugar de arroz, cómalo con coliflor, espinaca picada o confeti de verduras hecho de col desmenuzada y zanahorias, habichuelas tiernas y pimiento rojo, todo picado en cubos pequeños.

Algunas verduras sin almidón y su nombre en español

	Conocida como	Puerto Rico	República Dominicana	Cuba
Beet	remolacha			
Carrot	zanahoria			
Collard Greens				berzas/ acelgas
Lettuce	lechuga			
Okra	molondrón	quimbombó		quimbombó
Onions	cebolla			

	Conocida como	Puerto Rico	República Dominicana	Cuba
Pepper	pimiento, ají			ají cachucha (pimientos pequeños rojos y verdes)
Spinach	espinaca			
String Bean	vainita			habichuelas tiernas
Tomato	tomate			
Turnip				nabo

Cocina caribeña

Cocina puertorriqueña

LA COCINA PUERTORRIQUEÑA EMPIEZA con los indios taínos y arawak. La yuca, los pimientos y el maíz eran alimentos básicos para los taínos. En 1493, Ponce de León llegó con Colón. Los españoles trajeron nuevos ingredientes, como el ajo, cilantro y aceitunas, y añadieron carne de res, cerdo, arroz, trigo y aceite de oliva al caudal de alimentos de la isla. La cocoa llegó a Puerto Rico desde México, por el intercambio comercial español.

Poco después, los españoles empezaron a plantar caña de azúcar. También importaron esclavos africanos, que influyeron profundamente en la cocina puertorriqueña, introduciendo el plátano, coco, bacalao, quimbombó, taro (llamado yautía en Puerto Rico) y su método preferido de cocina, la fritura. El resultado de la combinación de sabores fue una mezcla deliciosa y exótica de comida y especias que constituye la cocina puertorriqueña actual.

Arroz: El protagonista

El arroz es la base de la cocina puertorriqueña. Lograr una olla de perfecto arroz – tierno, con cada grano separado – es la medida de la excelencia culinaria.

Los puertorriqueños prefieren el arroz de grano largo. Este tipo de arroz es el que menos almidón tiene, y al cocinarse los granos se separan y son secos y esponjosos. Las marcas más populares son Carolina, Goya, Canilla, Iberia y Conchita. Los latinos acostumbran comprar el arroz en bolsas de 20 libras.

El arroz se cocina con aceite, usualmente aceite de maíz. Hay dos variedades de arroz: arroz blanco y arroz amarillo. Se añade culantro o recao y achiote, ya sea preparado en casa o comercialmente, para hacer que el arroz se ponga amarillo.

El arroz generalmente se cocina en un caldero – una olla pesada de hierro fundido o de aluminio con el fondo redondeado, lados planos y dos asas. Los calderos se oscurecen con el uso, como un wok en uso continuo. A medida que el arroz se cocina, se pega al fondo del caldero, y se forma una corteza gruesa, chiclosa y crocante. Esta corteza de arroz es muy apreciada y se llama pegao. En una olla antiadherente no se obtiene esta corteza. Sólo los mejores cocineros dominan el arte de hacer un buen pegao.

El arroz acompaña a las habichuelas, o quizá deba decir, el arroz se baña en caldo de habichuelas y se acompaña con unas pocas habichuelas. Estos dos ingredientes son los alimentos básicos de la cocina puertorriqueña.

El arroz también se usa en guisos puertorriqueños similares a una sopa espesa, denominados asopaos. Estos guisos se hacen con arroz de grano redondo y generalmente se acompañan de pescado o pollo. Los asopaos son una manera estupenda de incorporar muchas verduras diferentes en su comida.

Aquí algunas maneras de hacer que el arroz sea una parte más saludable de su comida:

- Use aceite de oliva o canola en el arroz.
- Use menos aceite cuando haga arroz. Disminuir 25% del aceite no afectará el sabor.
- La mayoría de los preparados de culantro o recao y achiote contienen glutamato monosódico (monosodium glutamate o MSG por sus siglas en inglés). Revise la etiqueta.

Preguntas frecuentes

Me encanta el arroz. No quiero ni imaginar la vida sin arroz. ¿Qué puedo hacer?

Tener diabetes no significa que deba eliminar el arroz de sus comidas. Significa "puedo comer arroz, pero no me voy a comer la mitad del caldero". Significa "puedo comer una o dos cucharadas de arroz y voy a servirme otros alimentos bajos en carbohidratos, como ensaladas".

Si sólo como una o dos cucharadas de arroz me quedo con hambre.

Es difícil reducir las comidas que nos encantan. Aquí unas recomendaciones:
- Empiece la comida con una sopa de verduras o sólo caldo.
- Mezcle sus verduras con el arroz. "Como todo entra por los ojos", añadir verduras le hace sentir que está comiendo una porción más grande que, a la vez, es más atractiva a la vista – además de agradable al paladar.
- En lugar de arroz, use viandas con menos carbohidratos, como la malanga y el chayote.
- Incluya ensaladas en sus comidas.

Plátano

Los plátanos son el segundo alimento más importante en la cocina puertorriqueña. Los plátanos maduros se cortan en tajadas y se fríen. Los plátanos verdes se hierven, se fríen (dos veces) y con frecuencia se rellenan con carne molida de res, cerdo o pollo. Algunos de los platos más comunes que llevan plátano son

- Tostones: plátano verde, frito dos veces.
- Maduros: plátano amarillo maduro, cortado en tajadas y frito u horneado. El plátano maduro y dulce puede hornearse con o sin cáscara.
- Mofongo: plátanos verdes aplastados con frituras de cerdo y salsa.
- Arañitas: plátanos rallados y fritos.
- Pastelón de plátano: el equivalente puertorriqueño a pastel de carne con papas, sólo que se usa plátano dulce aplastado en lugar de papas aplastadas.

Para hacer de los plátanos una comida más saludable, recuerde lo siguiente:

- Cuando prepare el pastelón, hierva el plátano en lugar de freírlo.
- Los tostones absorben menos aceite si el aceite está muy caliente, pero no humeando. Ponga el plátano cocido en toallas de papel para absorber el aceite.
- Para compensar la cantidad de grasa en su comida cuando coma tostones, que los otros alimentos sean muy bajos en grasa. Por ejemplo, escoja pollo horneado (sin la grasa ni el pellejo) y ensalada con aliño de limón.
- Use caldo de verduras o pollo en lugar de grasa de cerdo cuando prepare mofongo. Esto reduce la cantidad de grasa saturada.
- Cuando prepare plátanos amarillos maduros, hornéelos en lugar de freírlos.
- Cuando haga frituras, use aceite de canola en lugar de aceite vegetal. El aceite de canola es mejor para su corazón.
- Un plátano pequeño de todos modos tiene 45 gramos de carbohidratos (3 porciones de carbohidratos) de modo que tome eso en cuenta para su presupuesto.

Mofongo

Cantidad: 16 mofongos pequeños
Tamaño de la porción: 4 bolas
Total de porciones: 4
Tiempo de preparación: 5 minutos
Tiempo de cocción: 25 minutos

El mofongo es muy popular entre los puertorriqueños. Es un plato que no se puede dejar de comer.

El mofongo es versátil. Dependiendo del restaurante, puede venir relleno y rebosante de camarones, carne de cangrejo, langosta o queso. Imagine un volcán (el mofongo) y la lava (el relleno de camarón o cangrejo).

Si lo come por primera vez, lo encontrará un poco pesado. Pronto cambiará de opinión. Soy de Colombia y allí no hay mofongo, pero me encanta. Cuando voy a Puerto Rico, siempre voy a La Casa del Mofongo.

El mofongo tradicional tiene un alto contenido de grasa saturada. Esta versión es mucho más saludable.

2	plátanos medianos
3	tazas de agua
1/4	cucharadita de sal
2	dientes de ajo, medianos
2	cucharaditas de aceita de oliva
4	onzas de jamón desgrasado, picado fino

1. Pele los plátanos.
2. Hierva el agua y añádale la sal.
3. Corte cada plátano transversalmente en 12 rodajas. Hiérvalo en agua salada durante 18 minutos o hasta que se ablande.
4. Mientras los plátanos se cuecen, aplaste ajo con un mortero o un aplastador de ajo. (También lo puede picar finamente.) Saltee el ajo en aceite de oliva a fuego lento hasta que esté traslúcido, unos 2 minutos. Añada el jamón picado. Mezcle bien y cocínelo por 1 minuto. Sáquelo del fuego.
5. Saque los plátanos del agua y escúrralos bien en un colador. No descarte el agua. Ponga los plátanos en una vasija. Con un aplastador de papas, haga un puré de los plátanos. Añada 6 cucharadas de agua caliente a los plá-

tanos aplastados. Puede agregar más agua hasta que tengan una consistencia suave. Añada la mezcla con ajo y jamón al plátano. Mezcle bien. Forme bolas y sirva inmediatamente.

Intercambios

1 almidón

1 carne desgrasada

Calorías 122

Calorías de grasa 35

Grasa total 4 gramos

Grasa saturada 0.9 gramos

Grasa trans 0.0 gramos

Colesterol 15 miligramos

Sodio 460 miligramos

Total carbohidratos 17 gramos

Fibra dietética 1 gramo

Azúcares 8 gramos

Proteína 6 gramos

Sofrito

El sofrito es una combinación de hierbas y especias que siempre se usa en la preparación de habichuelas y guisos. Los puertorriqueños usan culantro y cilantro, dos hojas de color verde oscuro que se mezclan armoniosamente con ajo y pimientos dulces, para darle más sabor a las comidas. El sofrito es una estupenda manera de sazonar los platos con un mínimo de calorías.

Sofrito criollo

Cantidad: 3 tazas

Tamaño de la porción: 1/4 de taza

Total de porciones: 12

Tiempo de preparación: 15 minutos

Con frecuencia el sofrito es el primer aroma que lo recibe cuando entra a una cocina puertorriqueña. El sofrito es una mezcla de condimentos, cilantro y culantro (también conocido como recao). Se usa comúnmente en el arroz, guisos y sopas.

El culantro es una hierba originaria de la América tropical continental y las Indias Occidentales. A pesar de que su uso está muy generalizado en todo el Caribe, Latinoamérica y el Lejano Oriente, el culantro es relativamente desconocido en Estados Unidos y muchas otras partes del mundo, y a menudo se le confunde con sus parientes cercanos, el cilantro y el coriandro. Algunos de los nombres comunes que se usan y son descriptivos de la planta incluyen cilantro espinoso o aserrado, shado beni y bhandhania (Trinidad y Tobago), chadron benee (Dominica), coulante (Haití), recao (Puerto Rico) y fit weed (Guyana).

El culantro y cilantro lucen diferentes, pero el aroma de la hoja es similar, aunque el del culantro es más fuerte. Debido a la similitud en el aroma, las hojas se usan indistintamente en muchos platos y es la razón principal para la confusión en los nombres de las hierbas. El culantro se asocia principalmente con la cocina puertorriqueña, pero todos los países latinos comparten el uso del culantro para realzar el sabor de los platos.

El sofrito también se puede comprar envasado y congelado, y funciona bien en las recetas. Pero no tienen el sabor fresco y natural de este sofrito.

1. Muela y mezcle todos los ingredientes, y refrigere hasta que lo necesite. Para obtener mejores resultados, use un procesador de alimentos y triture los ingredientes sin licuarlos.

Intercambios
1 verdura
1/2 grasa

Calorías 47
Calorías de grasa 31
Total grasa 3 gramos
Grasa saturada 0.3 gramos
Grasa trans 0.0 gramos
Colesterol 0 miligramos
Sodio 3 miligramos
Total Carbohidratos 4 gramos
Fibra dietética 1 gramo
Azúcares 2 gramos
Proteína 1 gramo

La experiencia culinaria dominicana

La historia de la República Dominicana incluye tanto la influencia de Francia como España. La cocina dominicana no es pretenciosa, pero muy sabrosa. Los platos están bien condimentados con el sofrito, pero no son picantes. La mayoría de las carnes se marinan en vinagre antes de cocinarlas, y son muy condimentadas. Las verduras de raíz son de uso generalizado. A diferencia de la cocina puertorriqueña, hay menos frituras y más cocción a fuego lento.

El arroz con habichuelas está muy extendido en la cocina dominicana, y los platos se sirven con una montaña de arroz. Los dominicanos prefieren el arroz blanco lustroso de grano redondo, cocido con sal y aceite. Las habichuelas más populares son las habichuelas romanas, los frijoles colorados, las judías blancas y las rosadas. Las habichuelas se cocinan con pasta de tomate, cilantro, cebollas, ajo, aceite y, a veces, cerdo.

Los platos dominicanos más populares incluyen

- Arroz moro: una mezcla de arroz con habichuelas o arroz con gandules.
- Locrio: una combinación de arroz y carne, pollo o pescado.
- La bandera: es un plato dominicano típico para el almuerzo que consiste en arroz, habichuelas y carne.
- Concón: arroz que se pega al fondo de la olla (conocido como pegao en Puerto Rico).

Para hacer un locrio más saludable, use más verduras que arroz. Las verduras sin almidón tienen menos carbohidratos que el arroz, de modo que ¡podrá comer más!

Cereales y productos hechos de harina

La avena es de uso generalizado en los hogares dominicanos. Se come caliente, con leche evaporada en lugar de leche entera. El jugo de avena dominicano se hace con jugo de naranja recién exprimido, hojuelas de avena crudas y todo se licúa con agua. (La contraparte puertorriqueña, "refresco de avena", no contiene jugo.) Los cereales fríos no se usan tanto, con la excepción de *corn flakes*. Cuanto más tiempo pasan los dominicanos en Estados Unidos, más consumen cereales fríos. Algunos latinos llaman "*corn flakes*" o "*Cheerios*" a los cereales fríos.

Los panes dominicanos se hacen mayormente de harina de trigo enriquecida, harina de arroz, maicena o harina de maíz. El pan de agua usualmente se hace con harina de trigo enriquecida.

Los dominicanos comen fideos y el espagueti es uno de los preferidos. Otro producto de harina muy popular son las arepitas de maíz. Se hacen de harina de maíz, azúcar, leche y sal, y se fríen.

Verduras con almidón

Los víveres (conocidos como viandas en Puerto Rico) contienen carbohidratos, de modo que es esencial controlar las porciones. En promedio, 1/2 taza de víveres contiene 15 gramos de carbohidratos o una porción de carbohidratos. Consulte el capítulo de frutas y verduras para mayores detalles. Aquí hay algunas recomendaciones saludables para cocinar y comer verduras con almidón:

- Hervir u hornear víveres es mucho más saludable que freírlos.
- Si los fríe, use aceite de canola.
- Limite las comidas fritas a una vez por semana.

Plátano

Si tuviera que elegir un alimento, aparte del arroz y las habichuelas, que represente la esencia de la cocina dominicana, escogería el plátano. Todas las naciones caribeñas adoran el plátano, y con razón, por sus múltiples usos culinarios. Cuando están verdes, los plátanos se pueden hervir y aplastar. Al típico desayuno dominicano le faltaría algo sin el mangú (plátano verde aplastado similar al puré de papas), que se usa en lugar de pan o cereal. Un mangú que se respete, se sirve con queso frito y/o salchichón. El queso es blanco y no se derrite cuando se fríe. Los tostones – plátanos fritos dos veces – se sirven como acompañamiento. Los plátanos dulces o amarillos se fríen y también se sirven como acompañamiento. El pastelón, la lasaña latina, usa tajadas de plátano dulce frito en lugar de láminas de fideo.

Yuca

La yuca es una de las verduras con almidón preferidas en la cocina dominicana. Algunos platos populares son
- Arepitas de yuca: mezcla de yuca rallada, huevos, mantequilla o margarina, leche y anisado, se le da forma de una tortilla pequeña y se fríe.
- Yuca hervida: yuca acompañada de salsa de ajo o cebollas hervidas, otro popular plato de almidón para el desayuno.
- Casabe: yuca rallada, con forma de pan plano.
- Yuca frita: se hierve la yuca y luego se fríe.
- Pastelón de yuca: similar al pastel de carne con papas pero se usa yuca aplastada en lugar de papas aplastadas.

Tayota

Conocida como chayote en Puerto Rico y Cuba, la tayota se sirve en sopas (sancocho o salcocho) y se prepara con huevos.

Pastelón

El pastelón es la lasaña latina. Se intercalan capas de almidones y carne molida y se cubre con queso rallado y se hornea. Los almidones pueden ser casabe, papas, fideos, plátanos, arroz o harina de maíz. La berenjena se usa a veces en lugar del almidón. Para que su pastelón sea más saludable, pruebe estas sugerencias:

- Si usa plátanos, hiérvalos en lugar de freírlos.
- Si los fríe, use la mitad de aceite.
- Escoja cortes de carne magra (en inglés los nombres terminan en "loin"), use carne molida de pavo o mezcle carne molida de res y de pavo.
- Use queso desmenuzado bajo en grasa.
- Añada más verduras a la mezcla.
- Recurra no a la sal, sino al cilantro, ajo, cebollas, recao y otras especias para dar sabor.
- Controle el tamaño de las porciones.

Pregunta frecuente

¿El nivel de glucosa en la sangre se eleva si se come frituras?

No, las grasas como el aceite no elevan el nivel de glucosa. Pero freír añade mucha grasa y, por ende, calorías a la comida. El peso excesivo hace que su cuerpo se vuelva más resistente a la insulina.

Trate de limitar las frituras a una vez por semana. En lugar de comer tostones, hierva el plátano. Yo disfruto de tostones sin freírlos y sin sacrificar "el buen sabor". Uso muy poco aceite y después de cocidos, les quito la grasa con toallas de papel para reducir la cantidad de grasa. Hierva la yuca en lugar de freírla, o use el mismo método que uso yo con los tostones.

Alimentos con proteínas

Carnes

Las carnes con alto contenido de grasa incluyen la de res, cerdo, pernil, chuletas, cola de buey y cabrito. El tocino, el chicharrón (crocante pedazo de cerdo con pellejo que se fríe en abundante aceite) y el tocino son muy populares.

Escoja alternativas más saludables siempre que sea posible:

- Los cortes de carne de res que terminan en "loin" en inglés, como el lomo y el lomo fino (tenderloin y sirloin), usualmente tienen menos grasa.
- El mondongo es bajo en grasa.
- Cuando use carnes con alto contenido de grasa, como la cola de buey, saque toda la grasa visible. Prepare la comida y refrigérela. Al día siguiente, vuelva a quitar la grasa solidificada y caliente la comida.

Algunas carnes procesadas en la dieta dominicana tienen alto contenido de grasa como

- Kipe o quipe: hamburguesas de carne frita hechas de carne molida, condimentos y trigo 'bulgur'
- Morcilla: salchicha de sangre.
- Embutidos: salchichón (salami), mortadela (bologna), jamón y jamoneta. El salchichón tiene un alto contenido de sodio y grasa. Coma porciones pequeñas y muy de vez en cuando.
- Chorizo: salchicha de res y/o cerdo.

Aves

La carne de aves con menos contenido de grasa son la carne blanca del pavo y el pollo sin piel.

Mariscos y pescado

Los camarones, bacalao, cangrejo, serrucho, lambí (concha), arenque y pica pica (sardinas) se usan en platos dominicanos.

- Las opciones con menos grasa son el bacalao, serrucho y lambí.
- El pica pica y el arenque son ricos en omega 3, una grasa saludable que puede proteger el corazón. Cómalos con frecuencia.
- El bacalao seco y salado tiene alto contenido de sodio.

Remójelo por largo rato o use bacalao fresco para reducir la cantidad de sodio.

Huevos

Las claras de huevo son la mejor opción baja en grasa y calorías para los platos con huevo.

Queso

Tenga en cuenta estas recomendaciones cuando sirva o coma queso:
- Una porción (una onza) de queso es del tamaño de una ficha de dominó.
- El queso blanco o queso para freír tiene menos grasa que el queso amarillo o queso de papa (Cheddar, edam, gouda).
- Cuando fría queso, use aceite en aerosol. Cubra el queso con una ligera capa de maicena antes de freírlo.
- Use queso crema bajo en grasa en lugar de queso regular.

Aceites y grasas

Los aceites y grasas que se usan en la cocina dominicana incluyen el aceite de maíz (a veces llamado "Mazola"), el aceite vegetal (de soja o soya), aceite de oliva, margarina, mantequilla, mayonesa, aguacates, nueces y aliños de ensalada.
- Las mejores opciones son el aceite de canola, oliva y cacahuate.
- El aceite es mejor que las grasas sólidas, pero igual se debe usar con moderación. Si fríe tostones en 1/4 de taza de aceite obtiene los mismos tostones crujientes y sabrosos, que si los hubiera sumergido en aceite para freírlos. Lo mismo ocurre con el queso frito y la yuca.
- Use mayonesa baja en grasa.

Bebidas

Bebidas de fruta

Entre las muchas bebidas de fruta populares en República Dominicana están

- Morirsoñando: una deliciosa bebida hecha de partes iguales de jugo de naranja y leche evaporada.
- Batidos de fruta: fruta congelada como el mango, mamey o lechosa mezclada con leche evaporada, azúcar y extracto de vainilla.
- Ponche: una bebida hecha de huevos crudos, azúcar y leche.
- Té de jengibre: usado para aliviar el dolor de estómago y también una bebida navideña tradicional.

Para que las bebidas sean más saludables, cuando haga batidos o morirsoñando, use leche evaporada baja en grasa, leche con 1% de grasa o leche sin grasa. Use huevos pasteurizados cuando haga ponche.

Bebidas alcohólicas

Las bebidas que contienen alcohol incluyen

- Mabí: una bebida fermentada hecha del tronco del árbol de mabí. Un vaso de 8 onzas de mabí contiene 25 gramos de carbohidratos.
- Malta: bebida destilada hecha de agua, malta de cebada, azúcar de maíz, maíz y lúpulo. Cuando tome malta, revise el contenido de carbohidratos, el cual varía según la marca.

Postres

Es difícil resistirse a estos sabrosos postres dominicanos:

- Habichuelas con dulce: un postre muy apreciado hecho de habichuelas coloradas, leche de coco, batatas, leche evaporada, pasas, azúcar y canela. Comúnmente se sirve durante Pascua de Resurrección.

- Casabe: un pan hecho de harina de yuca que tradicionalmente se come con habichuelas con dulce.
- Arepa: similar al pan de maíz. Hecha de harina de maíz, leche evaporada, leche de coco, azúcar, canela y pasas.
- Maíz caquiao: postre hecho con crema de maíz, leche evaporada, canela y azúcar.
- Pastel dominicano: pastel tradicional dominicano, generalmente relleno con guayaba o piña. ¡Es espectacular!

Disfrute de estas delicias muy de vez en cuando y pruebe estas recomendaciones para hacerlas más saludables:

- Use leche evaporada baja en grasa en lugar de leche evaporada entera.
- Lea las etiquetas para averiguar el contenido de carbohidratos de la harina de maíz y otros ingredientes.
- Si usa un edulcorante sin calorías, se reducen las calorías y carbohidratos.

Son cubano

La cocina cubana ha recibido influencia de la cocina española, francesa, árabe, africana, portuguesa y china. Sí, china. Cuando llegué a Jackson Heights, Nueva York, y fui a mi primer restaurante chino, probé la "comida china cubana". En lugar de rollos fritos, me ofrecieron arroz frito con maduros (plátanos dulces fritos). El picadillo (carne molida) y la ropa vieja (carne desmenuzada) compartían similar espacio en el menú junto al "lo mein" y otros platos chinos.

Pero la cocina cubana es más que eso. Los cubanos que llegaron a Estados Unidos en la década del cincuenta y sesenta tuvieron que improvisar cuando no les era posible encontrar los ingredientes nativos. Se hicieron algunos cambios: en lugar de manteca y aceite de oliva, se usó aceite vegetal en algunos platos. Ahora se usa el aceite de canola con mayor frecuencia, por razones de salud. Recientemente, la cocina

cubana se ha transformado a medida que los cubano ameri-
canos adoptan un estilo de vida más saludable, pero manteniendo el "gusto".

El arroz todavía reclama derechos de residencia en cada
plato cubano. Los frijoles negros son la otra mitad del arroz
y su eterno acompañante.

Los almidones en la despensa cubana

Panes y cereales

Los almidones comunes en la cocina cubana incluyen
- Pan dulce o pan suave: usado en el sándwich de medi-
anoche.
- Tostadas: pan blanco tostado.
- Arroz: de grano largo regular y de grano redondo, tipo
Valencia.
- Avena, pasta de maíz, harina de trigo y maicena.

Verduras con almidón

Entre las verduras con almidón están la malanga, boniato
(no confundirlo con la batata anaranjada que se encuentra
en Norteamérica), plátanos verdes y amarillos, plátano tipo
burro o plátano macho (un tipo de plátano más grueso usado
para hacer tostones o plátano frito dos veces), papas, maíz,
chícharos, yuca, calabaza, chayote y ñame. La yuca y la
malanga se venden enlatadas.

Legumbres

Los frijoles negros, garbanzos, frijoles colorados, judías
blancas y yuca aparecen frecuentemente en los platos
cubanos.

Platos mezclados con carbohidratos

Estos suculentos platos cubanos tradicionales contienen una variedad de carbohidratos, que con frecuencia se combinan con carne u otras fuentes de proteína:

- Sándwich cubano/medianoche: hecho de jamón curado con azúcar, cerdo asado y queso suizo.
- Sopa de plátano: hecha de carne y pedazos de plátano frito pulverizado o harina de plátano.
- Arroz con pollo, congrí, moros y cristianos.
- Empanadas cubanas: pasteles de carne.
- Ajiaco: guiso de cerdo con maíz y verduras de raíz como el boniato, yuca, calabaza y malanga.
- Tamales: masa de harina de maíz rellena con carne molida, pasas, verduras y especias.
- Sopa cubana de chícharos partidos.
- Sopa de frijoles colorados.
- Sopa de plátano maduro: con caldo de pollo.
- Caldo gallego
- Chicharritas/maraquitas: tajadas muy delgadas de plátano frito.
- Muñeta: judías blancas combinadas con cerdo, chorizo, tomates y especias, y luego se fríen.
- Paella: plato de arroz con pollo, chorizo y mariscos.

Alimentos con proteínas

La proteína se encuentra en abundancia en platos cubanos, entre ellos el cerdo, chorizo, salchichón (salami), morcilla (salchicha de sangre), jamón, lacón, pollo, bacalao, bonito (atún), sardinas, camarones, langosta, pargo, cherna, mejillones, pulpo, calamar, palomilla (lomo fino, en tajadas delgadas), rabo de res, falda, bola, hígado, huevos y queso blanco.

Platos combinados con alimentos con proteínas

- Picadillo: carne molida de res con condimentos.
- Tasajo: carne de res seca reconstituida y condimentada.
- Ropa vieja: carne de res desmenuzada con tomates, cebollas, ajo y pimientos.
- Vaca frita: asado de res cocido a fuego lento que luego se corta en tajadas y se saltea con rodajas de pimientos, cebollas, ajo y especias.
- Tortilla: no es el pan plano mexicano de trigo o harina de maíz, sino un omelet de huevos.

Preguntas frecuentes

¿El cerdo es malo para las personas con diabetes?

Depende de la calidad. Los cortes de cerdo con menos grasa se llaman "pork loin" en inglés. Las costillas (pork ribs) tienen mucha grasa. Escoja los pedazos con menos grasa en la mayoría de sus platos para reducir las calorías, el colesterol y la grasa saturada.

¿Cuáles son los mejores pedazos de carne de res?

En la cocina cubana, los cortes con menos grasa son la palomilla, bola y falda. El rabo y el hígado, así como los embutidos como el salchichón y el chorizo, usualmente tienen más colesterol, calorías y grasa.

Cuando prepare picadillo, escoja pedazos de carne de res sin grasa, como el lomo fino, lomo redondo y lomo. Si puede, escoja la carne y haga que el carnicero la muela. La ropa vieja y el tasajo contienen menos grasa.

¿Ya no puedo usar manteca?

Con frecuencia podrá sustituir la manteca por grasas más saludables sin sacrificar el sabor. Reduzca la cantidad de manteca gradualmente y haga pruebas de sabor con sus amigos y familia hasta que encuentre la combinación de manteca y aceite que les acomode. Si sigue usando manteca, sirva porciones pequeñas de esos platos y sólo prepárelos para ocasiones especiales.

Hierbas y especias

Las hierbas y especias son estupendas maneras no calóricas de realzar el sabor de las comidas. Una advertencia: tenga cuidado con el sodio del adobo, los cubitos de caldo, las aceitunas y alcaparras en salmuera, la sazón, y la sazón con culantro y achiote.

- Cilantro
- Hojas de laurel, orégano
- Comino, azafrán
- Vinagre
- Ajo. El mojo es un adobo que usualmente se sirve sobre yuca y tostones (plátanos fritos dos veces).
- Adobo de naranja agria: para pollo, carne de res y pavo
- Semilla de anís
- Bijol: anato amarillo que se usa para sazonar y dar color
- Semilla de anato, achiote: colorante rojo
- Extracto de vainilla
- Chimichurri: delicioso aliño para carnes y aves
- Canela, nuez moscada y clavo de olor
- Mejorana, romero y tomillo
- Sazón: mezcla de especias como culantro, ajo, cebollas y sodio
- Adobo: mezcla de especias y sodio
- Cubitos de caldo: de jamón, pollo, verduras, camarones y carne de res
- Aceitunas y alcaparras en salmuera

Bebidas

- Malta: bebida sin alcohol hecha de jugo de cebada sin fermentar con melaza o caña de azúcar; originalmente usada como medicina
- Guarapo: azúcar morena y agua

- Gaseosas Cawy: de sandía, lima-limón, materva (hecha de yerba mate), jupiña, iron beer (similar a la cerveza de raíz), quinabeer o champ cola (cola de champagne, similar al iron beer, pero con sabor a cereza y naranja). Coco Rico y Coco Solo son dos marcas de una bebida gaseosa con sabor a coco.
- Batidos: usualmente hechos con leche y fruta. Las que se usan comúnmente en batidos son piña, mango, fresas, sapote y fruta bomba (papaya). Algunos batidos son con sabor a trigo (batido de trigo).
- Bebidas alcohólicas: Cuba libre, Cerveza Hatuey, Cerveza La Tropical, mojito (ron, limón, agua gaseosa y azúcar), Havana cooler (ron y ginger ale), Coctel Havana Yacht Club (ron, coñac de albaricoque y vermut).

Recomendaciones saludables

- El guarapo, malta y otras bebidas azucaradas normalmente tienen un alto contenido de calorías y bajo contenido de nutrientes. Un vaso de 8 onzas de estas bebidas puede contener entre 30 y 45 gramos de carbohidratos. Esta cantidad es el total de carbohidratos que se puede consumir por comida. Lea la etiqueta de estas bebidas y evalúe qué otras fuentes de carbohidratos hay en su comida.
- Las bebidas alcohólicas pueden bajar el nivel de glucosa en la sangre. Si escoge tomar una bebida alcohólica, coma algo. Mezcle las bebidas alcohólicas con bebidas de dieta y evite jugos de fruta y bebidas azucaradas. La recomendación para mujeres es una bebida al día, para hombres, dos bebidas al día. Mídase el nivel de glucosa en la sangre después de beber. Una porción de bebida son 4 onzas de vino, 12 onzas de cerveza o 1 1/2 onzas de alcohol destilado.

Azúcar, postres y dulces

- Melao: almíbar de caña de azúcar, usado en buñuelos y torrejas.
- Raspadura: azúcar morena sólida.
- Dulce de leche

- Flan
- Caramelo para flan
- Pasta de calabaza con coco
- Pasta de guayaba
- Maicena de vainilla: delicioso pudín cubano
- Pasta de batata dulce
- Majarete: pudín de maíz
- Buñuelos: pasteles cubanos que comúnmente se sirven por Navidad. Hechos de yuca molida, batatas, huevos, anís y harina, luego se fríen y se sirven con miel.
- Tres leches: bizcocho esponjoso con tres leches
- Natilla: hechas de maicena, leche, yemas de huevo y azúcar

Controlar los postres no es tarea fácil para nadie que tiene un límite de calorías, grasas y carbohidratos. No comemos los postres por su valor nutritivo, sino por su sabor. Ya que resultan tan "caros" para el presupuesto de calorías, grasas y carbohidratos, comer estas dulces delicias debe ser la excepción y no la regla.

Recomendaciones saludables

- Use sustitutos del azúcar cuando pueda, ya que tienen un contenido más bajo de calorías y carbohidratos.
- Use alternativas con menos grasa cuando pueda (por ejemplo, leche evaporada descremada).
- Si ya comió un pedazo pequeño de postre, guárdelo y será menos tentación. O aléjese de la mesa de postres.
- Si comer un poquito de postre hace que quiera comer más, entonces no coma ni un poquito.
- Si ha comido postre, no se castigue. Sólo renueve el compromiso de continuar con su plan en la siguiente comida.

Cómo hacer su plan de comidas

CUANDO LES HABLO A MIS PACIENTES LATINOS sobre planificación de comidas, puedo ver su decepción (o más bien, horror) cuando menciono que ciertas comidas con muchos almidones, especialmente su adorado arroz con habichuelas o frijoles, debe disminuir. A pesar de que la palabra "*supersize*" se asocia con porciones enormes en los restaurantes estadounidenses de comida rápida y bocadillos en los cines, estoy convencida de que los latinos fueron los que inventaron el concepto de "*supersize*" con el arroz. Si alguna vez va a un restaurante latino y pide comida para llevar, verá que, a menudo, el arroz se sirve solo en una vasija redonda de aluminio de 9 pulgadas de diámetro y 3 pulgadas de profundidad. De modo que imagine el desconsuelo de mis pacientes cuando les muestro un modelo de porción con 1/3 de taza de arroz cocido.

A pesar de que les aseguro que probablemente podrán servirse más de una porción por comida, puedo oír los suspiros.

Luego les digo que otras de sus comidas preferidas como los plátanos, yuca, panapén y taro (una verdura con almidón) sufrirán la misma suerte que el arroz. Y continúo, poco a poco, diciéndoles a mis pacientes "Querida, encogí tus almidones preferidos".

Pero usted todavía puede comer los almidones que le gustan y mantenerse dentro del plan de comidas para diabetes. Es cuestión de porción. Dos tazas es una porción muy grande de arroz, lo que equivale a 90 gramos de carbohidratos. El adulto promedio debería comer normalmente unos 45 a 60 gramos de carbohidratos por comida. Reducir el tamaño de la porción de arroz a una taza, o incluso menos, le permite disfrutar del arroz y también mantenerse dentro de su presupuesto de carbohidratos. Compre y use tazas medidoras hasta que se familiarice con las porciones.

Un plan de comidas para la diabetes es un trabajo gradual. Nadie espera que usted haga cambios drásticos. Creo que es mejor concentrarse en un cambio saludable por vez, en lugar de cambiar diez cosas y luego retroceder a hábitos poco saludables en pocas semanas.

Un plan de comida hecho para usted

A menudo, pacientes recientemente diagnosticados me vienen a ver y me piden una "dieta". No me gusta la palabra *dieta*, y rara vez doy un plan general, no individualizado. Un plan general de comidas no le da flexibilidad. Un plan de comidas puede incluir arroz, habichuelas, ensalada de berros y pollo asado el martes. Pero si sus compañeros de trabajo deciden invitarlo a comer, usted comerá una comida totalmente diferente y debe poder mantenerse dentro de sus metas de salud.

Sin embargo, muchos de mis pacientes se sienten seguros con un plan general que puedan seguir por un par de semanas, hasta que se sientan más seguros y preparados para manejarlo por sí solos. Para esos pacientes, preparo planes de comida que incluyan muchos de sus alimentos preferidos – plátano, carne, berros e incluso yuca. Después, les enseño cómo sustituir eficazmente un elemento con otro y mantenerse dentro de su presupuesto de calorías, grasa y carbohidratos. Su dietista puede ayudarlo con esto.

Para encontrar a un dietista en su zona, llame a la American Dietetic Association al 1-800-877-1600, vaya a *www.eatright.org* (presione "Find a Nutrition Professional"), o pídale a su médico que le recomiende uno. También puede llamar a la Asociación de Educadores de Diabetes de Estados Unidos (American Association of Diabetes Educators) al 1-800-338-3633. También puede ponerse en contacto con su compañía de seguros y preguntar si su plan cubre servicios de nutrición.

Conteo de carbohidratos

Un tipo de herramienta para la planificación de comidas es el conteo de carbohidratos. Su dietista lo ayudará a determinar su presupuesto de carbohidratos. Aquí algunas directivas generales:

Porciones de carbohidratos por comida/ Tres comidas por día*

	Para perder peso	Para controlar el peso	Para personas activas
Mujeres	45–60 gramos	60–75 gramos	75–90 gramos
Hombres	60–75 gramos	75–90 gramos	75–105 gramos

*Si se requiere bocadillos, la cantidad de carbohidratos por comida se reduce.

El plan de comidas de Elena

Elena es una paciente que me pidió que la ayudara a crear un plan de comidas. Le pedí que siguiera los pasos a continuación.

Paso 1: Enumere los alimentos que normalmente come en el desayuno. Ponga una marca en los alimentos que contienen carbohidratos.

Lista de carbohidratos de Elena

¿Tiene carbohidratos?	Alimentos usuales en el desayuno
✓	Pan: italiano, de trigo integral, panecillo
	Margarina
	Queso blanco
✓	Plátano verde
✓	Yuca hervida
✓	Café con leche (usa leche al 2% o 1%)
✓	Jugo (naranja, manzana o arándanos)
	Huevos
✓	Avena
✓	Farina

Paso 2. Averigüe el contenido de carbohidratos en los alimentos que come.

La cantidad de carbohidratos en cada alimento depende de la cantidad que coma. Naturalmente, cuanto más grande sea la porción, consumirá más carbohidratos.

Contenido de carbohidratos en algunos alimentos para el desayuno

Alimento	Tamaño de la porción	Carbohidratos (en gramos)
Pan: Los granos integrales como el trigo 100% integral, tienen más fibra, por lo que son carbohidratos de mejor calidad.	1 tajada (1 onzas)	15

Alimento	Tamaño de la porción	Carbohidratos (en gramos)
Plátano verde: Los plátanos vienen en diferentes formas y tamaños. Pese los plátanos en la tienda. Escoja los que pesan unas 5 a 6 onzas cada uno.	pequeños (5 1/2 onzas)	47
	mediano (8 onzas)	70
	grande (9 onzas)	80
Yuca hervida	1 taza, en cubos y cocida (4.7 onzas)	51
Leche en el café con leche: Use leche al 1% o leche descremada para reducir el colesterol y la grasa saturada.	1 taza	12
Jugo	1/2 taza (4 onzas)	15
Avena: La avena tradicional tiene más fibra soluble que la farina, lo que la hace un tipo de carbohidrato de mejor calidad.	1/2 taza cocida	15
Farina	1/2 taza cocida	15

Paso 3: Haga algunos menús basados en la cantidad de carbohidratos que puede consumir en el desayuno.

Después de considerar la estatura de Elena, su peso, nivel de glucosa en la sangre, medicinas y nivel de actividad, le aconsejo consumir 45 gramos de carbohidratos por comida. Elena escogió los siguientes desayunos:

Día 1

Alimento	Porción	Carbo-hidratos (en gramos)
Avena tradicional	1 taza cocida	30
Huevos	1	0
Leche al 1%	1/2 taza	6
Margarina	2 cucharaditas	0
Café con leche	1/2 taza de leche	6
Total		42

Día 2

Alimento	Porción	Carbo-hidratos (en gramos)
Yuca hervida	1/2 taza cocida	25
Plátano hervido	1/3 pequeño (2 onzas)	16
Queso blanco	1 onza	0
Café con leche	1/2 taza de leche	6
Total		47

Día 3

Alimento	Porción	Carbo-hidratos (en gramos)
Panecillo	1 pequeño (1 1/2 onzas)	22
Margarina	2 cucharaditas	0
Café con leche	1/2 taza de leche	6
Jugo	1/2 taza (4 onzas)	15
Total		43

Elena fue capaz de crear un plan para sus desayunos usando alimentos conocidos. Los invito a hacer lo mismo.

Los alimentos que usualmente consumo en el desayuno

¿Tiene carbo-hidratos?	Alimentos	Porción usual	Carbo-hidratos (en gramos)

Preguntas frecuentes

¿Dónde puedo encontrar la cantidad de carbohidratos en mis comidas preferidas?

Lea las etiquetas con datos de nutrición en los alimentos empaquetados (consulte la p. 100 para mayor información) También puede encontrar listas para contar carbohidratos en libros, tales como *The Diabetes Carbohydrate and Fat Gram Guide,* publicada por la Asociación Americana de la Diabetes (*www.diabetes.org*) y la Asociación de Dietistas de Estados Unidos (American Dietetic Association).

Comidas preparadas en casa

Usted mismo puede contar los gramos de carbohidratos en una porción de su receta preferida:

1. Haga una lista de los ingredientes.
2. Marque los que tienen carbohidratos.
3. Sume el total para la receta entera.
4. Divídalos por el número de porciones.

Por ejemplo, si está preparando ajiaco, probablemente está añadiendo verduras de raíz con almidón, como malanga, yuca, boniato y calabaza.

Cantidad de carbohidratos en el ajiaco

¿Tiene carbohidratos?	Ingredientes	Cantidad en la receta	Carbohidratos (en gramos)
✓	Malanga	1 taza	28
✓	Yuca	1 taza	78
✓	Boniato	1 taza	32
✓	Calabaza	1 taza	8
Total de carbohidratos en la receta			146
Número de porciones en la receta			4
Carbohidratos por porción			36

También le puede pedir a su dietista que lo ayude. Copie los ingredientes que usa la receta tradicional y su dietista podrá darle el análisis de nutrición.

Postres

¿Hace postres añadiendo un poco aquí y un poco allá? Es importante que empiece a medir para poder establecer la cantidad de carbohidratos por porción.

De la etiqueta, calcule la cantidad de carbohidratos en cada ingrediente. Añada la cantidad total de carbohidratos y divida por el número de porciones. Por ejemplo, si está haciendo natilla:

Cantidad de carbohidratos en la natilla

¿Tiene carbohidratos?	Ingredientes	Cantidad en la receta	Carbohidratos (en gramos)
✓	Leche	3 tazas	36
	Palito de canela		0
✓	Maicena 4 cucharadas		58
	Agua		0
✓	Azúcar	1/2 taza	100
	Yemas de huevo		0
	Extracto de vainilla		0
Total de carbohidratos en la receta			194
Número de porciones en la receta			4
Carbohidratos por porción			48

Una porción de natilla tiene 48 gramos de carbohidratos, lo cual puede ser más de lo que le permite su presupuesto de carbohidratos para toda la comida. Ya se sabe la lección: Coma una porción más pequeña, reduzca los almidones en la comida principal y haga de los postres con alto contenido de carbohidratos algo ocasional.

Cómo hacer un plan de comidas

Digamos que quiere comer pastelillos o empanadas de carne, arroz con pollo y berenjena asada. ¿No suena delicioso? ¡Por supuesto!

Mis pacientes me preguntan, "¿Realmente puedo comer toda esa comida y no pagarlo caro más tarde?" En otras palabras, "¿La glucosa no va a aumentar peligrosamente?" Veamos.

Paso 1: Aquí están los ingredientes en las recetas. Marque los ingredientes que tienen carbohidratos. (Vea las respuestas abajo.)

Pastelillos / Empanadas de Carne

¿Tiene carbohidratos?	Ingredientes
	Círculos de corteza precortados
	Carne molida
	Tiras de zanahoria
	Aceite de oliva
	Cebollas picadas
	Huevos duros picados

Berenjena asada

¿Tiene carbohidratos?	Ingredientes
	Aceite en aerosol sin grasa
	Berenjena
	Sustituto de huevos sin grasa
	Sal
	Migas de Pan
	Salsa de fideos
	Queso parmesano rallado

Arroz con pollo

¿Tiene carbohidratos?	Ingredientes
	Pechugas de pollo
	Ajo
	Adobo
	Sal y pimienta
	Orégano
	Sofrito
	Aceitunas
	Cubitos de caldo
	Sazón con culantro y achiote
	Salsa de tomate
	Arroz
	Agua
	Pimientos asados

Respuestas: En los pastelillos de carne, los círculos de corteza y las zanahorias tienen carbohidratos. En la berenjena, hay carbohidratos en la berenjena, las migas de pan y la salsa de fideos. El arroz con pollo tiene carbohidratos en la salsa de tomate y el arroz. (El sofrito tiene pimientos y tomates, pero pocas calorías.)

Paso 2: Determine cuántos carbohidratos hay en una porción de cada alimento. Las cantidades, basadas en nuestras recetas y cálculos, son las siguientes:

Alimento	Porción	Carbohidratos (en gramos)
Pastelillo/empanada	1	24
Berenjena	1 tajada	11
Arroz con pollo	1 taza	28
Total		63

Paso 3: Determine cuántos carbohidratos puede consumir en esta comida. Digamos que su presupuesto es de 50 gramos de carbohidratos. Entonces, la comida se pasó 13 gramos por encima de la cantidad de carbohidratos presupuestados. (Esto asume que está tomando agua o una bebida sin calorías.)

Paso 4: Tome una decisión. Algunas opciones posibles son
Coma la mitad de un pastelillo/empanada. Eso le ahorra 12 gramos y lo acerca a la meta de 50 gramos.
Coma 2/3 de taza de arroz. Eso le quita 10 gramos de carbohidratos y hace que el total sea 53 gramos.
Como ve, una planificación cuidadosa lo puede ayudar a disfrutar de sus comidas preferidas y ceñirse a su presupuesto de carbohidratos.

Preguntas frecuentes

Si reduzco los almidones, ¡me voy a morir de hambre! ¿Qué puedo hacer?
Aquí unas recomendaciones que funcionaron con la mayoría de mis pacientes:
- Use arroz de grano largo en lugar de grano redondo. El de grano largo tiene un índice glicémico más bajo.
- Añada más habichuelas a su plato. Las habichuelas también tienen un índice glicémico más bajo, y como tienen un alto contenido de fibra, lo harán sentirse satisfecho.
- Empiece su comida con una sopa de verduras o una ensalada. Las verduras sin almidón no sólo son nutritivas, sino que también contienen un tercio de los carbohidratos que se encuentran en los almidones. Añada más zanahorias, apio, espinaca, cebollas, tomates, pimientos, cilantro y perejil, y menos yuca, boniato y malanga.
- Use hojas de color verde oscuro en sus ensaladas, como la lechuga romana, que tienen un alto contenido de vi-

tamina A y C. Corte cilantro, berros y perejil, y mézclelos con la lechuga. Estas hojas verdes añaden un sabor tentador a la ensalada, así como color y nutrientes. Añada otros colores vivos y nutrientes agregando tomates, tiras de zanahoria y rodajas de pimientos rojos y verdes. Adorne con una tajada de aguacate y las hierbas que le gusten. Luego rocíe unas gotitas de aceite de oliva extra virgen y un chorrito de limón o vinagre.

¿Cómo puedo calcular el número de carbohidratos en las comidas que como en los restaurantes?

Si come en un restaurante de comida rápida o de una cadena, pida los datos de nutrición en el restaurante. O antes de ir, busque la página web del restaurante y escriba los carbohidratos de la comida que normalmente come. Las direcciones de las páginas web de las cadenas de restaurantes son generalmente www.nombredelrestaurante.com (por ejemplo, *www.subway.com*).

Si va a comer en un restaurante de su barrio, el conteo de carbohidratos es más difícil. La mayoría de los restaurantes no llevan el cálculo de nutrientes de sus platos, de modo que usted sólo podrá hacer un cálculo estimado. Le aconsejo que le pregunte al camarero cómo preparan el plato. A pesar de que mi esposo me mira con cara de "no, no otra vez", los empleados de los restaurantes generalmente están muy dispuestos a ayudar. Explique que está siguiendo un plan específico de comidas.

Le va a ir mejor si limita las porciones de las comidas que tengan un contenido escandalosamente alto de carbohidratos y coma una cantidad razonable de aquéllos con un contenido bajo o medio:

- Las verduras, ensaladas y sopas de verduras usualmente son una opción segura.
- Las carnes asadas, a la plancha y hervidas tienen pocos carbohidratos,
- Es mejor que limite las viandas y otros almidones a porciones pequeñas.

Éstos son algunos de mis trucos preferidos para los restaurantes:

- Dígale al camarero que no traiga pan a la mesa. Es más fácil resistir la tentación si no tiene la canasta de pan frente a usted.
- Si su plato es demasiado grande, pídale un envase para llevar y guarde la mitad del plato *antes* de probarlo. Es mucho más fácil ignorar un envase cerrado que parar de comer con el plato a medias. Sus papilas gustativas usualmente ganan, a pesar de sus mejores intenciones.
- Pida una porción doble de verduras en lugar de escoger un almidón, como arroz, fideos o papas.
- Pida la "sopa del día" y escoja la opción no cremosa. Pida una taza en lugar de un tazón y que el camarero no le traiga las galletas.
- No coma postre o compártalo.

Recuerde que si pierde el control en una comida, eso no significa que va a descontrolarse en todas las comidas consecutivas. Vuelva a un saludable hábito alimenticio y aprenda de la experiencia.

Grasa y calorías

Los carbohidratos no son lo único en que se tiene que fijar cuando planea sus comidas. Un plan de comidas también se basa en sus necesidades calóricas. Un dietista profesional puede calcular la cantidad de calorías que necesita por día. Se usa una fórmula muy simple:

(Su peso en libras) x (factor de actividad) = calorías diarias que necesita para mantener su peso

Factor de actividad

Puede usar el recuadro de abajo para determinar su factor de actividad. Luego multiplique su peso por el factor de actividad para saber cuántas calorías necesita por día.

Factor de actividad	Si usted es	Ejemplos
11	sedentario	Tiene un trabajo que lo mantiene sentado la mayor parte del día, como trabajo de oficina o estudios.
12	algo activo	Está parado la mayor parte del día. Maestro, trabajo de laboratorio.
13	moderada-mente activo	Camina todos los días. Trabaja en el jardín o hace tareas domésticas
14	muy activo	Hace trabajo manual, como trabajo agrícola o de construcción. Sus pasatiempos son activos, como bailar o patinar.

Si pesa 150 libras, es algo activo y quiere mantener su peso, la ingestión recomendada de calorías diarias será 150 x 12 = 1,800 calorías por día. Si quiere adelgazar, reste 500 calorías; si quiere engordar, añada 500 calorías.

La cantidad de carbohidratos por comida tiene relación con el total de calorías que necesita por día. Cuantas más calorías necesita una persona, más carbohidratos se permite.

Grasa

La grasa saturada es mala para el corazón. La encontrará mencionada en el análisis de recetas y en etiquetas de alimentos (ver p. 96). Limite la grasa saturada a menos del 10 por ciento de sus calorías. Su dietista le puede decir cuántos gramos. Mientras tanto, trate de consumir menos de 20 gramos de grasa saturada por día. Mantenga el colesterol por debajo de 300 miligramos por día.

Cómo dominar el arte de leer etiquetas y paquetes

UNA DE LAS HERRAMIENTAS MÁS ÚTILES—aunque a veces algo confusa—es el cuadro de datos de nutrición (Nutrition Facts) impreso en los alimentos que compra en el supermercado. La mayoría de mis pacientes miran esta etiqueta cuando compran alimentos. Cuando les pregunto qué información buscan, algunos dicen azúcar o colesterol. Otros revisan las calorías o sodio porque tienen presión alta. ¿Pero qué hacen con esa información? Encuentro que la mayoría de mis pacientes sólo mira el número y decide arbitrariamente si la comida es "buena" o "mala".

Este capítulo tiene el objetivo de enseñarle cómo dominar el arte de leer las etiquetas con datos de nutrición. Vamos a examinar cada frase en la etiqueta de la caja y explicar lo que significa para usted. La mayoría de las etiquetas están en inglés, pero muchos alimentos latinos y otras comidas tienen etiquetas en inglés y español.

A veces los ingredientes que aparecen en el contenido de nutrición y el lenguaje que usan los fabricantes para las etiquetas son confusos. Al final del capítulo se explica cómo usar las etiquetas y lo que significa cada frase.

La leche de coco

Nutrition Facts/Datos de Nutrición

Serving Size/Tamaño de la Porción: 1/3 taza (80 mililitros)
Servings Per Container/Porciones por envase: 5

Amount Per Serving/Cantidad por Porción

Calories/Calorías 90	**Calories from Fat/Calorías de grasa 80**

% Daily Value/de valor diario*

Total Fat/Grasa Total 9 gramos	**13%**
Saturated Fat/Grasa saturada 8 gramos	**40%**
Trans Fat/Grasa *trans* 0 gramos	
Cholesterol/Colesterol 0 miligramos	**0%**
Sodium/Sodio 35 miligramos	**1%**
Total Carbohydrate/Total de carbohidratos 2 gramos	**1%**
Dietary Fiber/Fibra dietética 0 gramos	**0%**
Sugars/Azúcares 1 gramo	
Protein/Proteínas 1 gramo	

Vitamin A/Vitamina A 0%	•	Vitamin C/Vitamina C 0%	
Calcium/Calcio 0%	•	Iron/Hierro 6%	

*Percent Daily Values are based on a 2,000 calorie diet./*Los valores porcentuales diarios estánbasados en una dieta de 2,000 calorías.

	Calories/Calorías:	2,000	2,500
Total Fat/Grasa total	Less than	65 gramos	80 gramos
Sat Fat/Grasa saturada	Less than	20 gramos	25 gramos
Cholesterol/Colesterol	Less than	300 miligramos	300 miligramos
Sodium/Sodio	Less than	2,400 miligramos	2,400 miligramos
Total Carbohydrate/Total de carbohidratos		300 gramos	375 gramos
Dietary Fiber/Fibra dietética	25 gramos	30 gramos	

Calories per gram:

Fat/Grasa 9	•	Carbohydrate/Carbohidratos 4	•	Protein/Proteínas 4	

Las etiquetas con datos de nutrición

Tamaño de la porción

La primera frase en la etiqueta de datos de nutrición es el

tamaño de la porción del alimento. El tamaño de la porción está en unidades conocidas, como 1/2 taza, 1 cucharadita o una galleta, seguidas por la cantidad métrica (g = gramo, ml = mililitro, etc.).

Porciones por envase

Siempre revise el número de porciones en el envase. Este número tal vez lo sorprenda. Incluso los paquetes que parecen ser una porción individual pueden decir que contienen más de una. Todos los datos de nutrición en la etiqueta, incluidas las calorías, grasa, sodio, carbohidratos y así sucesivamente, se basan en una sola porción, de modo que es importante saber cuál es el tamaño de la porción.

Calorías

Este número le dice cuántas calorías hay en una porción (no el paquete entero) del alimento. Miremos la primera parte de la etiqueta en inglés con los datos de nutrición de una botella de 16 onzas de jugo de frambuesa:

Jugo de frambuesa

# Nutrition Facts		# Datos de nutrición	
Serving Size 8 fl oz		**Tamaño de la porción** 8 onzas fluidas	
Servings Per Container 2		**Porciones por envase** 2	
Amount Per Serving		Cantidad por porción	
Calories 110	**Calories from Fat** 0	**Calorías** 110	**Calorías de grasa** 0

Para esta botella de 16 onzas de jugo, el tamaño de la porción es de 8 onzas y el número de porciones por envase es 2. Cada porción tiene 110 calorías. Si bebe toda la botella de 16 onzas, estará tomando 2 porciones, o 220 calorías.

Aquí hay otro ejemplo. Digamos que usted compra un paquete pequeño de galletas. Mira el número de calorías y dice

100. Si asume que comerse el paquete entero de galletas significa ingerir 100 calorías, ¡se equivoca! El tamaño de la porción es de 2 galletas y el número de porciones por paquete es 3. Hagamos el cálculo matemático:

1 porción = 2 galletas = 100 calorías
3 porciones = 6 galletas = 300 calorías

En general, debe escoger alimentos con contenido bajo o moderado de calorías, si necesita controlar su peso:

Bajo contenido de calorías: 40 por porción
Contenido moderado de calorías: 100 por porción
Alto contenido de calorías: 400 por porción

Comparación de productos similares

Cuando compara productos similares, debe ver si el tamaño de la porción es igual para poder hacer una comparación correcta de las calorías. Por ejemplo, comparemos las calorías en el Cereal A y el Cereal B:

Cereal A

Nutrition Facts

Serving Size 1/2 cup (28g)
Servings Per Container About 10

Amount Per Serving

Calories 150   **Calories from Fat** 10

Datos de nutrición

Tamaño de la porción 1/2 taza (28 gramos)
Porciones por envase aproximadamente 10

Cantidad por porción

Calorías 150   **Calorías de grasa** 10

Cereal B

Nutrition Facts

Serving Size 1 cup (56g)
Servings Per Container About 10

Amount Per Serving

Calories 200   **Calories from Fat** 20

Datos de nutrición

Tamaño de la porción 1 taza (56 gramos)
Porciones por envase aproximadamente 10

Cantidad por porción

Calorías 200   **Calorías de grasa** 20

A primera vista, quizá le parezca que el Cereal B tiene más calorías. Si está tratando de adelgazar o mantener su peso, tal vez escoja el Cereal A. Pero mire el tamaño de la porción: el tamaño de la porción del Cereal A es 1/2 taza, mientras que el tamaño de la porción del Cereal B es una taza. Por lo tanto, si come una taza del Cereal A (dos porciones), consumirá 300 calorías. Ya que el Cereal B tiene sólo 200 calorías, el Cereal B resulta ser la opción con menos calorías.

Calorías de grasa

Muchos de mis pacientes se confunden con las calorías y las calorías de grasa. Las calorías en los alimentos provienen de tres fuentes: proteínas, carbohidratos y grasa. La suma de los tres es el total de calorías. Sin embargo, las proteínas, carbohidratos y grasa no tienen el mismo número de calorías por gramo:

1 gramo de grasa = 9 calorías
1 gramo de proteína = 4 calorías
1 gramo de carbohidratos = 4 calorías

A los fabricantes se les exige que hagan una lista del número de calorías en la etiqueta de datos de nutrición. Las etiquetas también tienen información sobre la cantidad de grasa, proteína y carbohidratos en gramos. Miremos la etiqueta para el Producto A:

Producto A

# Nutrition Facts	# Datos de nutrición

Amount Per Serving		Cantidad por porción	
Calories 55	**Calories from Fat** 27	**Calorías** 55	**Calorías de grasa** 27
Total Fat 3 g		**Grasa total** 3 gramos	
Total Carbohydrate 5 g		**Carbohidratos total** 5 gramos	
Protein 2 g		**Proteína** 2 gramos	

Ya que sabemos que 1 gramo de grasa tiene 9 calorías, podemos calcular las calorías de grasa multiplicando por 9 el total de gramos de grasa en el Producto A:

3 gramos de grasa x 9 calorías = 27 calorías de grasa

Eso es correcto, porque es igual al número de calorías de grasa que menciona la etiqueta. Aunque la etiqueta de datos de nutrición no menciona las calorías de proteínas o carbohidratos, puede calcular estos números usted mismo:

2 gramos de proteína x 4 calorías = 8 calorías de proteína
5 gramos de carbohidratos x 4 calorías = 20 calorías
de carbohidratos

Añada las calorías de grasa, las calorías de proteínas y las calorías de carbohidratos y tendrá el total de calorías para el alimento. Para el Producto A, esos números son 27 + 8 + 20 = 55 total calorías.

Grasa total

Saber el número de calorías provenientes de grasa lo ayuda a ver si el producto tiene alto o bajo contenido de grasa, pero no le dice si está comiendo grasas saturadas (malas) o grasas no saturadas (buenas). A los fabricantes se les exige que enumeren la grasa total, grasa saturada y grasas trans en las etiquetas de los alimentos, pero mencionar las grasas poliinsaturadas o monoinsaturadas es voluntario.

Grasa total =
saturada + trans + poliinsaturada + monoinsaturada

Grasas saludables

Las dietas ricas en grasas monoinsaturadas y omega 3 (un tipo de grasa poliinsaturada) son buenas para el corazón. Ya que éstas son las grasas buenas, a los fabricantes les gusta mostrar que su producto tiene grasas poliinsaturadas y, especialmente, monoinsaturadas. Si no se mencionan esas grasas, puede asumir que el alimento no las tiene. O puede restar las grasas saturadas y las grasas trans de la grasa total para obtener la cantidad de grasa poliinsaturada y monoinsaturada, pero no sabrá qué porcentaje es mono o poli.

Valores porcentuales diarios

La Asociación Americana de la Diabetes no recomienda que se consuma una cierta cantidad de grasa total por día. La cantidad de grasa total la determina mejor su médico y debe depender en parte de si usted necesita adelgazar o si tiene problemas de colesterol.

Sin embargo, la etiqueta con los datos de nutrición ofrece algunos lineamientos en la forma de valores porcentuales diarios (a veces llamados "% DV"). Estos porcentajes le dicen cuánta grasa (así como cuánto colesterol, sodio, carbohidratos y fibra) hay en cada porción en comparación con las necesidades de una persona promedio en un día. Se exige que las etiquetas mencionen lo siguiente, "Los valores porcentuales diarios se basan en una dieta de 2,000 calorías. Sus valores diarios pueden ser mayores o menores dependiendo de sus necesidades calóricas". Y ciertamente, la mayoría de las mujeres y algunos hombres necesitan un plan de comida con menos calorías. Sin embargo, los valores porcentuales diarios sirven como una guía rápida para cuando está parado en el pasillo del supermercado. Es una herramienta que lo ayuda a mantenerse dentro de su presupuesto. Una vez que alcanza el 100%, ya consumió su cuota del día.

También puede usar los valores porcentuales diarios para comparar marcas, pero asegúrese de que el tamaño de las porciones sea similar. Digamos que la Marca A da 10% de sodio y la Marca B da 18% de sodio. La Marca A tiene menos sodio y parece una mejor opción de nutrición. Use los valores porcentuales diarios para comparar los nutrientes que le interesan, como la fibra dietética, la vitamina A, vitamina C, calcio y hierro. Un alimento que le da 5% de un nutriente tiene bajo contenido de ese nutriente; uno que le da 20%, tiene alto contenido de éste.

Grasa saturada

Si come mucha grasa saturada, el colesterol total y la cantidad de colesterol LBD (LDL en inglés, "el malo") en la sangre le aumenta. La Asociación Americana de la Diabetes recomienda que las personas con diabetes consuman no más de 10% de sus calorías en la forma de grasas saturadas. Por ejemplo, en una dieta de 1,500 calorías, esto sería 150 calorías (1,500 x 10% = 150 calorías) o 17 gramos de grasa saturada por día (150 calorías divididas por 9 calorías por gramo). Si desconoce su presupuesto de calorías, la recomendación general es que consuma menos de 20 gramos de grasa saturada por día.

Grasa *trans*

Ingerir grasa *trans* aumenta el colesterol total y el colesterol LBD (LDL en inglés, "el malo") y disminuye el colesterol LAD (HDL en inglés, "el bueno") en la sangre. Las grasas *trans* se encuentran en cerca de 40,000 productos, de modo que es difícil evitarlas. Los investigadores calculan que incluso 1 gramo por día puede aumentar los niveles de LBD, y la mayoría de los estadounidenses consumen unos 5 gramos por día. La Asociación Americana de la Diabetes recomienda que se consuma la menor cantidad de grasas *trans* como sea posible.

Le recomiendo que lleve un diario de lo que come durante tres días y escriba la cantidad de grasa total, grasa saturada y grasa *trans* que consume. Al final del tercer día, tendrá una idea clara de la calidad de su dieta, y entonces puede comenzar a hacer cambios.

Preguntas frecuentes

¿Cómo sé cuánta omega 3 hay en la comida?

No se requiere mencionar la omega 3 en la etiqueta de nutrición. A muchos alimentos se les añade omega 3 y los fabricantes exhiben orgullosamente la cantidad en el paquete. Buenas fuentes naturales de la omega 3 son el salmón, las sardinas, caballa, arenque y el bacalao negro. La Asociación Americana de la Diabetes recomienda 2 a 3 porciones de pescado a la semana. Aunque hay fuentes vegetales de omega 3 como la linaza molida y las nueces de nogal, es más fácil para el cuerpo procesar la omega 3 del pescado.

¿Es una buena idea comprar alimentos sin grasa o bajos en grasa?

Tenga cuidado, porque sin grasa y bajo en grasa no significa cero calorías. Cuando se saca la grasa, se añade algo y ese "algo" puede ser un alimento de peor calidad. Con frecuencia es azúcar, lo que aumenta la cantidad de carbohidratos.

Creo firmemente en presupuestar la grasa total, maximizar la alta calidad de las opciones y limitar las opciones de baja calidad. Las grasas de buena calidad le hacen sentirse satisfecho y pueden ayudarlo a no comer en exceso. Yo uso y me gustan algunas versiones de productos con menos grasa para ahorrar calorías y mantenerme dentro del presupuesto de grasa.

Colesterol

Limite su consumo de colesterol a menos de 300 miligramos por día, sin tomar en cuenta el total de grasa ingerida. Si tiene alto el LBD (un tipo de colesterol en la sangre), su médico tal vez establezca un limite menor a 200 miligramos por día. Note que incluso algunos alimentos con la etiqueta "sin colesterol", contienen grasa. La grasa trans y algunas grasas saturadas son incluso más dañinas para el corazón que el colesterol. ¡Manténgase alerta!

Sodio

La recomendación es que consuma menos de 2,400 miligramos de sodio por día, sin tomar en cuenta el total de calorías consumidas. A continuación, algunos alimentos con alto contenido de sodio y alternativas con bajo sodio.

Alimentos con alto contenido de sodio	Alternativas con bajo sodio
Frijoles en lata	Frijoles secos
Adobo (en frasco)	Adobo hecho en casa
Sazón, sofrito (en polvo, en frasco)	Sofrito hecho en casa
Cubito de caldo	Caldo de verduras, res o pollo con bajo sodio
Sal de ajo	Ajo en polvo
Sal de cebolla	Cebolla en polvo

Total de carbohidratos

Los carbohidratos son los nutrientes que más afectan el nivel de glucosa en la sangre. Si cuenta los carbohidratos, este número lo ayudará a planear sus comidas.

Cómo convertir gramos de carbohidratos en porciones de carbohidratos

Carbohidratos por porción (gramos)	Número de porciones de carbohidratos
0–5	No contar
6–10	1/2
11–20	1
21–25	1 1/2
26–35	2

Preguntas frecuentes

Mi dietista me dijo que una porción de fideos es 1/3 de taza cocida, pero en la etiqueta dice que la porción es de 2 onzas de fideos secos. ¿Qué debo hacer?

La porción del fabricante no siempre será de una porción de carbohidratos (unos 15 gramos de carbohidratos). Un tercio de taza de fideos cocidos es una porción de carbohidratos. Cuando vea la etiqueta, verá que 2 onzas de fideos secos = 42 gramos de carbohidratos. Para averiguar cuántas porciones de carbohidratos hay en 42 gramos de carbohidratos, divida 42 gramos entre 15 gramos (el número de gramos en una porción de carbohidratos):

$$42 \text{ gramos} \div 15 \text{ gramos} = \text{aproximadamente}$$
$$3 \text{ porciones de carbohidratos}$$

Tiene que dividir el tamaño de la porción que aparece en el paquete, 2 onzas, entre 3 para obtener 1 porción de carbohidratos. En otras palabras, 2/3 onza de fideos secos = 1 porción de carbohidratos.

Fibra dietética

La fibra dietética es un tipo de carbohidrato que no podemos digerir. La fibra tiene un rol importante en mantener la salud intestinal y reducir el nivel de colesterol. Busque alimentos con alto contenido de fibra. El consumo recomendado es ingerir de 25 a 30 gramos de fibra por día.

Como la fibra no eleva el nivel de glucosa en la sangre, puede restar la cantidad de fibra en la etiqueta del total de carbohidratos, si el valor total de la fibra es 5 gramos o más. Considere la fibra un "descuento de carbohidratos". Por ejemplo, suponga que está planeando comer 1/2 taza de frijoles negros cocidos. Los frijoles contienen 20 gramos de carbohidratos en total y 7 gramos de fibra. Puede restar los 7 gramos de los 20 gramos, de modo que los frijoles sólo usan 13 gramos de su presupuesto de carbohidratos.

Cómo calcular el descuento de carbohidratos por comer fibra

Frijoles negros, cocidos
Tamaño de la porción: 1/2 taza
Total carbohidratos: 20 gramos
Fibra dietética: 7 gramos
                         20 - 7 = 13 gramos
Cuenta como 13 gramos de carbohidratos.

Azúcares

La mayoría de mis pacientes revisan el contenido de azúcar en los alimentos y establecen un "número mágico" que no pueden rebasar. Pero si sólo cuenta el azúcar, estará ignorando los otros carbohidratos en los alimentos que también elevan el nivel de glucosa en la sangre. La cantidad de azúcar en la etiqueta de nutrición ya incluye el total de carbohidratos. No necesita contar el azúcar aparte.

La etiqueta de nutrición no distingue entre azúcares naturales y azúcar agregada en el proceso industrial. Lo mejor es escoger alimentos con menos azúcar agregada. Se encuentra azúcar natural en productos lácteos, frutas y verduras. Un vaso de 8 onzas de jugo de naranja puro tiene 27 gramos de carbohidratos en total, de los cuales 24 gramos son azúcar. Todo el azúcar viene de la naranja; no se agregó azúcar.

En la etiqueta con los datos de nutrición para la leche, verá que tiene 12 gramos de carbohidratos, de los cuales 12 gramos son azúcar – el azúcar natural llamada lactosa. Ahora vea la etiqueta de la leche condensada azucarada. Verá que la cantidad de azúcar es más alta. Mire la lista de ingredientes. Los ingredientes son leche, azúcar y aceite parcialmente hidrogenado. Por lo tanto, la cantidad de azúcar en la etiqueta es la combinación del azúcar agregada y el azúcar natural de la leche.

Para determinar si hay azúcar agregada en un producto,

debe leer la lista de ingredientes. El azúcar agregada abunda en muchos productos. El azúcar aparece bajo los siguientes nombres: almíbar de arroz y sucrosa, almíbar de caña, almíbar de maíz, almíbar de maíz de alta fructosa, almíbar de malta, almíbar de maple, almíbar sólido de maíz, azúcar invertida, azúcar morena, azúcar sin procesar, concentrado de jugo de fruta, dextrosa, edulcorante de maíz, fructosa, galactosa, glucosa, lactosa, malta, maltosa y melaza.

Preguntas frecuentes

Como alimentos sin azúcar, como las galletas. ¿Tengo que contar carbohidratos de todos modos?

Sí. Una galleta sin azúcar también contiene harina y jugo de fruta, los cuales contienen carbohidratos. "Sin azúcar" no significa sin calorías o sin carbohidratos si hay otras fuentes de carbohidratos en el alimento.

Compro productos sin azúcar que tienen alcoholes de azúcar en la etiqueta de nutrición. ¿Qué son alcoholes de azúcar?

Los alcoholes de azúcar, también conocidos como poliolos, son edulcorantes que afectan menos el nivel de glucosa en la sangre que la misma cantidad de azúcar. Lea los ingredientes. Sorbitol, manitol y xilitol son alcoholes de azúcar que se encuentran en muchos alimentos sin azúcar. Tenga en cuenta que algunas personas son sensibles a los alcoholes de azúcar, los cuales les causan hinchazón, gases y diarrea.

Los alcoholes de azúcar tienen la mitad de las calorías del azúcar. Para calcular los gramos de carbohidratos que le afectarán la glucosa en la sangre, reste la mitad de los gramos de alcoholes de azúcar del total de carbohidratos.

Wafers sin azúcar
Total Carbohidratos: 19 g
Azúcar: 0 g
Sorbitol: 6 g

Wafers regulares
Total de carbohidratos: 18 gramos
Azúcar: 15 gramos

Por ejemplo, para calcular los gramos de carbohidratos en un wafer sin azúcar, puede restar 3 gramos (1/2 de los gramos de sorbitol) del total: 19 - 3 = 16. Eso no es muy diferente de los 18 gramos de carbohidratos en los wafers regulares. Pero la frase "sin azúcar" impresa en el paquete es muy persuasiva.

Proteína

La etiqueta con los datos de nutrición menciona la cantidad total de proteína en la comida, ya sea de origen animal o vegetal. No se requiere un valor porcentual diario a menos que el paquete diga "con alto contenido proteico".

Vitamina A, vitamina C, calcio y hierro

Estos cuatro nutrientes deben mencionarse. Los fabricantes pueden mencionar más vitaminas. Verá largas listas en los cereales enriquecidos, por ejemplo. Un alimento con 10% o más significa que es una buena fuente de esa vitamina o mineral, con 20% o más significa que es una excelente fuente.

Contenido nutritivo y otras etiquetas descriptivas

La Dirección de Alimentos y Medicinas (Food and Drug Administration o FDA por sus siglas en inglés) regula la manera en que los fabricantes pueden mencionar el contenido nutritivo en las etiquetas de nutrición y el empaquetado. Puede encontrar más información sobre las etiquetas de alimentos en la página web de la FDA, *www.fda.gov*. A continuación, los términos más comunes que encontrará en los paquetes de comida.

Granos integrales

Las dietas en que se consumen granos integrales pueden reducir el riesgo de enfermedades cardiovasculares y algunos tipos de cáncer. Escoja alimentos que contengan mayormente productos con granos integrales. Busque la palabra integral (*"whole"* en inglés) antes del nombre del grano. El "trigo integral" usa el grano entero, mientras que la "harina de trigo enriquecida" no. "Harina de trigo" es harina blanca, pero muchos consumidores la confunden con "harina de trigo integral". Busque alimentos que mencionen como primer ingrediente al grano integral, como harina integral, cebada integral, centeno integral, avena integral, trigo partido y maíz integral o harina de maíz integral.

El término grano integral identifica tres niveles de contenido de granos integrales:

- "Grano entero—buena fuente": por lo menos 8 gramos de grano integral por porción.
- "Grano entero—excelente fuente": por lo menos 16 gramos de grano integral por porción.
- "Grano entero—100% excelente fuente": por lo menos 16 gramos de grano integral por porción y sin granos refinados.

Busque "excelente" y "100% excelente fuente" cuando escoja productos de grano integral.

Carbohidratos netos o de impacto

La fibra dietética, los alcoholes de azúcar y algunos otros carbohidratos, como la polidextrosa, glicerina y maltodextrina, tienen efectos mínimos en el nivel de glucosa en la sangre. Cuando usted resta estos carbohidratos del total de carbohidratos en un producto, le queda lo que los fabricantes llaman carbohidratos netos o de impacto. Por ejemplo, el Producto X tiene un total de 20 gramos de carbohidratos, pero sólo 5 gramos de carbohidratos de impacto. El fabricante ha restado los carbohidratos de la fibra dietética, los alcoholes de azúcar y maltodextrina (que no sale en la etiqueta) y el resultado es sólo 5 gramos de carbohidratos de impacto.

Cálculo de carbohidratos de impacto

Producto X
Total Carbohidratos: 20 gramos
Fibra dietética: 3 gramos
Alcoholes de azúcar: 10 gramos
Carbohidratos de impacto: 5 gramos

Alergias alimenticias

Las etiquetas deben decir en lenguaje simple si los productos contienen cualquiera de los siguientes alimentos, que son la causa de 90% de las alergias alimenticias en Estados Unidos: leche, huevos, cacahuate, nueces de árboles, pescado, mariscos, soja y trigo. Los cereales a menudo usan gelatina de pescado para adherir las vitaminas a los granos. Si es así, el pescado se mencionará en la caja del cereal.

Contenido nutritivo y descripciones

La FDA regula las frases usadas para expresar el contenido nutritivo que los fabricantes pueden usar en sus productos comestibles. La siguiente lista le muestra algunas de las frases que aparecen en las etiquetas y lo que significan esos términos.

Algunas frases reguladas por la FDA para describir el contenido nutritivo

Frase	Descripción
Sin grasa	Menos de 0.5 gramos por porción sin grasa añadida ni aceite
Bajo en grasa	3 gramos o menos de grasa por porción

Frase	Descripción
Menos grasa	25% o menos que el producto con el que se compara
Sin grasas saturadas	Menos de 0.5 gramos de grasa saturada y menos de 0.5 gramos de grasa trans por porción
Sin colesterol	Menos de 2 miligramos de colesterol y menos de 2 miligramos de grasa saturada por porción
Bajo en colesterol	20 miligramos o menos de colesterol por porción y 2 gramos o menos de grasa saturada por porción
Calorías reducidas	Al menos 25% menos calorías que el producto con el que se compara
Bajo en calorías	40 calorías o menos por porción
Extra magro	Menos de 5 gramos de grasa, 2 gramos de grasa saturada y 95 miligramos de colesterol por porción de 100 gramos de carne, aves o mariscos
Magro	Menos de 10 gramos de grasa, 4.5 gramos de grasa saturada y 95 miligramos de colesterol por porción de 100 gramos de carne, aves o mariscos
Light (en grasa)	50% o menos que el producto con el que se compara
Light (en calorías)	1/3 menos calorías que el producto con el que se compara
Alto contenido de fibra	5 gramos o más de fibra por porción
Sin azúcar	Menos de 0.5 gramos de azúcar por porción
Sin sodio o sin sal	Menos de 5 miligramos de sodio por porción
Bajo en sodio	140 miligramos o menos por porción
Muy bajo	35 miligramos o menos por porción en sodio
Saludable	Bajo en grasa saturada, colesterol y sodio, y contiene al menos 10% de los valores diarios para uno o más de los siguientes: vitamina A, vitamina C, hierro, calcio, proteína y fibra
"Alto contenido de", "enriquecido con" o "excelente fuente de"	20% o más de los valores diarios para un determinado nutriente por porción

Frase	Descripción
"Con menos", "Reducido"	Como mínimo 25% menos de un determinado nutriente o calorías que el producto con el que se compara
"Poco", "no es buena fuente de"	Una cantidad que permite consumo frecuente del alimento sin exceder los valores diarios para el nutriente, pero la frase sólo se puede usar si se aplica a todos los productos similares.
"Buena fuente de", "más", "agregado"	El alimento proporciona 10% más de los valores diarios para un determinado nutriente que el producto con el que se compara.

El mercado de comida latina

MIS PACIENTES ME DICEN QUE LOS INTIMIDA comprar comida. Comentan, "Examino las etiquetas de los alimentos y descubro que si un alimento es bajo en azúcar, a menudo tiene un alto contenido de sodio. Paso mucho tiempo en el supermercado ahora y estoy tan confundido. Ya no sé qué comer". Entonces, ¿qué es necesario saber para ir de compras?

Consejos para comprar alimentos sanos

A continuación, una lista de maneras en que puede hacer que sus compras sean más fáciles y sanas.

- **Limite los alimentos de "alerta roja".** Los alimentos son de "alerta roja" si tienen un alto contenido de calorías, grasa, grasas trans, carbohidratos y sodio. Consúmalos con moderación.

- **Compre el paquete más pequeño a disposición.** ¿Sabía que las personas consumen 36% más de alimentos si el paquete es grande? Cuando compra un paquete pequeño y come una porción, no regresa a la tienda para comprar otro. Pero si compra un paquete grande, volverá a la cocina para repetir una o dos veces más. Si está sonriendo, ¡sabe exactamente lo que quiero decir!

- **Esconda la comida.** Si compra un paquete grande, sírvase una cantidad pequeña y luego guarde el resto donde no pueda verlo. Los estudios han demostrado que estar cerca de alimentos de "alerta roja" hace que se coma en exceso más a menudo. Comemos porque lo vemos. Si no lo vemos, con suerte, no pensaremos en él.

- **No compre para "los demás".** Mis pacientes dicen, "Quiero comer más sanamente, pero tengo que comprar ciertos alimentos para mi esposo y mis hijos". Recuerde que los alimentos para las personas con diabetes no deben ser distintos a los alimentos para el resto de la familia. La leche con poca grasa y el pan integral no son "alimentos de dieta" o "alimentos para personas que tienen diabetes"; son alimentos sanos, ¡y los alimentos sanos son buenos para toda la familia!" Otros pacientes me dicen que tienen bebidas gaseosas, galletas y golosinas en casa para sus hijos, nietos o la visita. Estos invitados están viniendo a verlo, no a comer. No es necesario ofrecerles pastel, bebidas ni helado. Ofrezca frutas y nueces. No les harán falta las golosinas en unas pocas horas.

- **No lleve a casa alimentos con los que no puede controlarse.** Si no puede parar después de dos galletas, ¿por qué traer a casa un paquete y luego lamentarse de que se comió la mitad?

- **Lleve una lista de compras.** Esto ayuda a disminuir las compras impulsivas.

- **Si puede, deje a los niños en casa.** Esto elimina que digan, "Mami, por favor, ¿podemos comprar esto?"
- **Nunca compre con el estómago vacío.** Tener hambre hace que todo sea mucho más apetitoso y tentador.

Lista de compras para latinos

Las siguientes listas de alimentos sanos le darán ideas para su próximo viaje al supermercado.

Fruta

Fresca

Escoja frutas pequeñas. Ya que "pequeñas" es un término subjetivo, pese una manzana pequeña cuando esté en la tienda. Una manzana pequeña debe pesar aproximadamente 4 onzas. Use una manzana de 4 onzas como modelo para escoger otras frutas del mismo tamaño. La mayoría de las frutas pequeñas contienen 15 gramos de carbohidratos por porción. Si escoge una fruta grande, cuéntela como 2 porciones o 30 gramos de carbohidratos.

Congelada

Empresas latinas como Goya y La Fe tienen una gran variedad de frutas congeladas que pueden agregarse a los batidos de fruta, yogur natural bajo en grasa y cereal. Me parece que las frutas congeladas son prácticas.
- Gran parte de la fruta congelada no contiene azúcar adicional.
- Puede guardarla en el congelador hasta un año.
- La fruta congelada es una opción excelente cuando no puede comprarla fresca. La guanábana, por ejemplo, es una fruta que no se encuentra fresca en Estados Unidos fácilmente, pero la puede encontrar congelada y en lata, como también el jugo de guanábana.

Las empresas colombianas actualmente son protagonistas en el mercado de pulpa congelada y exportan fruta tropical como uchuva, borojo, tomate de árbol, y acerola (ciruela). Otras pulpas congeladas son el mamey, papaya (fruta bomba), maracuyá, mora, tamarindo, lulo (naranjilla), mango y guayaba.

Lea la etiqueta del alimento y verá cuán nutritivo es. Por ejemplo, 1/2 taza de pulpa congelada de guayaba tiene 90 calorías, 20 gramos de carbohidratos y 9 gramos de fibra. Recuerde que puede restar la fibra de los carbohidratos (el "descuento de carbohidratos") si hay 5 gramos o más de fibra por porción. Una porción de 1/2 taza de pulpa congelada de guayaba, por lo tanto, sólo cuenta como 11 gramos de carbohidratos.

No todas las marcas usan el mismo tamaño de porción. Algunas marcas usan un tamaño de porción de 1/2 taza, mientras que otras usan 1/4 taza. Quizá existan diferencias en el tamaño de la porción entre diferentes frutas de la misma marca. Lea la etiqueta. Si prepara un batido usando pulpa de fruta, un error en el cálculo puede resultar en una cantidad de carbohidratos muy diferente.

Fruta enlatada

Escoja fruta fresca o congelada, o fruta enlatada en su propio jugo en vez de almíbar espeso. El almíbar espeso añade calorías y carbohidratos no deseados:

	Tamaño de porción	Calorías	Carbohidratos (en gramos)	Fibra (en gramos)
Guanábana fresca	4 onzas	75	19	4
Guanábana congelada	3 1/2 onzas	52	13	2
Guanábana enlatada en almíbar espeso	1/2 taza	100	24	0

Jugo

La fruta entera tiene mayor valor nutritivo que el jugo. La fruta entera tiene fibra, y generalmente hace que se sienta más satisfecho que el jugo. Si toma jugo de fruta, limítelo a un máximo de 4 onzas (1/2 taza) por día.

Néctares

Son sabores comunes los de manzana, albaricoque, banano, agua de coco, guayaba, mango, papaya, maracuyá, durazno, pera, piña, guanábana, fresa, caña de azúcar y tamarindo. Mi madre compraba néctares, y nosotros siempre los llamábamos "jugo" en casa. Los néctares se hacen de puré de fruta, almíbar de maíz y agua. El jugo se hace de concentrado de fruta. Los néctares tienen más carbohidratos y calorías. Lea la etiqueta. Averigüe la cantidad de carbohidratos por porción y planee debidamente. Es buena idea considerar los jugos de fruta "alimentos de alerta roja". La fruta fresca siempre es una opción mejor.

¿Realmente es "jugo"?

Tang, una bebida de color y sabor a naranja que a muchos latinos les encanta, se describe a menudo como un "jugo". Algunos ponches de fruta y otras bebidas también se describen como "jugo". Lea la lista de ingredientes y la etiqueta detenidamente para asegurarse de estar comprando un 100% de jugo. Las palabras como "bebida de jugo" y "jugo añadido" se usan a menudo en los productos que contienen otros ingredientes como agua y edulcorantes. Se parecen mucho a las bebidas gaseosas, aunque sin el gas, porque contienen mayormente azúcares agregadas y muy pocos minerales o vitaminas, si acaso. Busque bebidas *light* con pocos carbohidratos.

Pasta y mermeladas de fruta

Nada evoca recuerdos más dulces que la pasta de guayaba o los cascos de guayaba acompañados de queso blanco. Si tiene diabetes, ¿este postre delicioso queda en el olvido? Comparemos calorías y carbohidratos.

	Tamaño de porción	Calorías	Carbohidratos (en gramos)
Guayaba fresca	4 onzas	47	11
Cascos de guayaba en almíbar espeso	1/2 taza	150	37
Pasta de guayaba	1 de tamaño pequeño (aproximadamente 1 onza)	90	23

Como se podrá imaginar, los cascos de guayaba en almíbar espeso y la pasta de guayaba contienen más carbohidratos por porción. Pueden seguir siendo parte de sus comidas, pero recortarán mucho su presupuesto de carbohidratos.

Viandas, víveres y verduras

Verduras congeladas

Llevo un ritmo de vida muy acelerado, con tiempo limitado para preparar y cocinar alimentos, por lo que me encantan las verduras congeladas. Están listas en unos cuantos minutos y se conservan bien por varios meses. Las verduras son empacadas y congeladas rápidamente, reteniendo la mayoría de los nutrientes.

Muchas comidas caribeñas incluyen verduras con muchos almidones, y ahora la mayoría de estos vegetales se venden congelados. Se puede encontrar estas variedades congeladas: maíz, verduras mixtas, chícharos (guisantes, arvejas), yuca, habas verdes, viandas, sancocho/ajiaco y gandules. Estas verduras tienen aproximadamente 15 gramos de carbohidratos por porción de 1/2 taza.

Mi madre usa el sancocho/ajiaco congelado como una manera rápida de preparar sancocho (una sopa copiosa de carne y vegetales con almidón). Esta mezcla contiene una variedad de alimentos caribeños muy populares, como la yuca, plátano, auyama, pimientos dulces, batatas, boniato y yautía. La yuca tiene una mayor cantidad de carbohidratos por porción que otras verduras con almidón en el paquete. La calabaza (auyama) es una gran fuente de vitamina A y, comparada con la yuca, contiene menos carbohidratos por porción.

Las verduras congeladas sin almidón incluyen el quimbombó (molondrón), zanahoria, brócoli, habichuelas tiernas (vainitas). Éstos tienen aproximadamente 5 gramos de carbohidratos por porción de 1/2 taza.

También se pueden encontrar verduras fritas congeladas, como los plátanos maduros fritos, tostones y tostones rellenos con carne picada, pollo o pescado. Éstos contienen grasa y sodio, además de carbohidratos. Lea la etiqueta para averiguar la cantidad de calorías, grasa y carbohidratos.

Las verduras congeladas con mantequilla o salsas tienen más calorías, grasa y sodio que las verduras sin nada. Lo óptimo es escoger verduras congeladas sin salsas agregadas.

Verduras enlatadas

Las verduras enlatadas, de hecho, no son mis preferidas. Tienen un alto contenido de sodio, y no me gusta mucho su sabor ni textura. Veo la yuca y yautía en las alacenas. Si le falta el tiempo u odia la idea de pelar una yuca, opte por las variedades congeladas.

Una excepción son los productos enlatados de tomate. Éstos son indispensables en las cocinas latinas y son usados en muchos platos. Compare etiquetas y escoja aquél con la menor cantidad de sodio y azúcares agregadas, como el almíbar de maíz con mucha fructosa.

Otros alimentos enlatados

Habichuelas

Se vende todo tipo de frijoles en lata, como las habichuelas negras, frijoles al estilo cubano, garbanzos con chorizo, fabada (estofado de frijoles blancos, tocino, chorizo y cerdo), habichuelas pintas con chorizo, gandules verdes y gandules con coco.

Me encantan las habichuelas; no sólo el caldito, sino las habichuelas en sí. La mayoría de mis amigos usan habichuelas secas y las remojan y cocinan religiosamente. Mi madre usaba la olla de presión para cocinar habichuelas. Actualmente, siempre tengo habichuelas enlatadas en casa para preparar comidas rápidamente. Sí, todas las habichuelas enlatadas tienen más sodio que sus equivalentes secas, pero aún así, son baratas, económicas y nutritivas. Descartar el líquido y enjuagar las habichuelas antes de usarlas ayudará a disminuir el contenido de sodio.

Las habichuelas con chorizo o coco tienen más grasa y calorías que las habichuelas solas. Cocine las habichuelas sin nada y agregue sus especias preferidas.

Pescado enlatado

A continuación, algunas de las variedades populares de pescado enlatado:
- Sardinas en salsa de tomate
- Pulpo en aceite de oliva, marinara, con ajo
- Atún o atún y verduras
- Calamares en su tinta
- Jurel
- Bacalao a la vizcaína
- Mejillones en escabeche

¡Opte por el pescado! El jurel y las sardinas tienen ácidos grasos omega 3 (buenos para el corazón). Si desea aumentar su consumo de verduras, añada hortalizas como cebollas, apio y zanahorias al atún enlatado en agua.

Carnes enlatadas

Algunas carnes enlatadas comunes son el mondongo (sopa de tripa de res con verduras), sancocho criollo, tamal en cazuela, tasajo aporreado, morcillas en manteca y picadillo (de res). No hay duda de que los alimentos frescos y congelados tienen menos sodio que los enlatados. Sin embargo, para los consumidores apurados que siempre quieren maneras de preparar la comida ¡pronto!, los productos enlatados listos para comer quizá sean atractivos. Revise los ingredientes y los datos de nutrición antes de prepararlos, y busque las versiones con poco sodio de los productos enlatados.

Bebidas

Bebidas gaseosas

Las bebidas populares en esta categoría incluyen Iron Beer (bebida cubana no alcohólica), Materva (bebida de hierba mate), Jupiña (bebida de ananá o piña), Coco Solo e India Kola Champagne. Nunca he favorecido el consumo de bebidas gaseosas, porque tienen calorías pero no vitaminas ni minerales. Ya que no hay grasa ni proteína en las bebidas gaseosas, el azúcar se absorbe rápidamente y hace que el nivel de glucosa en la sangre suba considerablemente. Además, la bebida gaseosa quizá acabe con la sed, pero no con el hambre. Algunos estudios han demostrado que no comemos menos cuando tomamos bebidas gaseosas.

Entonces, mi consejo es que no compre bebidas gaseosas. Si tiene bebidas gaseosas en casa, es demasiado fácil ir a buscar una. Si no puede evitar tomar bebidas gaseosas, lea la etiqueta e incluya el contenido de carbohidratos como parte de su comida. La mayoría de las bebidas enlatadas tienen 30 gramos de carbohidratos por lata. Si tiene el típico presupuesto de 45 gramos, sólo le quedarán 15 gramos, mas no nutrientes adicionales de los cuales hacer alarde.

Lo óptimo al comprar bebidas gaseosas es buscar opciones sin azúcar.

Malta

La malta (Goya, Hatuey, India, Vitarroz, etc.) es una bebida sustanciosa, no alcohólica elaborada con cebada y lúpulo. Existen versiones regulares y *light* en el mercado. Revise la etiqueta en busca del contenido de carbohidratos. Una botella de 12 onzas de una malta regular contiene aproximadamente 216 calorías y 48 gramos de carbohidratos. ¡Es una bebida que le costará caro en cuestión de carbohidratos!

Aparte de ser una buena fuente de ácido fólico, la malta tiene muy poco valor nutritivo. Aunque muchos latinos consideran que la malta es una buena fuente de hierro, no lo es. Media taza de frijoles pintos ofrece veinticinco veces la cantidad de hierro que tiene la malta, y los frijoles tienen menos de la mitad de la cantidad de carbohidratos (19 gramos) y el doble del ácido fólico. En conclusión: Hay maneras de añadir hierro y ácido fólico a su dieta que le cuestan menos carbohidratos.

Café

El café negro no tiene calorías ni carbohidratos, no así los acompañamientos que van en él o con él. La leche y azúcar añaden carbohidratos y calorías. El panecillo con su café en la mañana o el bizcocho tres leches que acompaña el café de la tarde aumentan el nivel de glucosa en la sangre. Escoja un café descafeinado si tiene la presión alta o si el regular le crea ansiedad.

Fresca Avena

La fresca avena es una bebida de avena que se disuelve instantáneamente en la leche o agua, y produce una bebida refrescante. Viene con sabor a vainilla, canela y fresa. Siempre había fresca avena en casa. Cuando llegamos a los Estados Unidos, encontramos fresca avena inmediatamente en la sección étnica del supermercado. FrescAvena es la marca del producto hecho por Quaker y es un elemento básico en la mayoría de los hogares fuera de Norteamérica.

Recuerde que la avena y los productos de avena tienen carbohidratos. Preparar fresca avena con agua en vez de leche disminuye el contenido de carbohidratos y calorías. Si prepara fresca avena con leche, use leche con 1% o nada de grasa. Dos cucharadas de fresca avena contienen 110 calorías y 26 gramos de carbohidratos. Si la prepara con 8 onzas de leche con 1% o nada, aportará unas 100 calorías y 12 gramos de carbohidratos, o un total de 210 calorías y 38 gramos de carbohidratos.

Sin embargo, recomiendo usar avena tradicional y preparar un refresco o jugo de avena siempre que sea posible. Cuando un grano está menos procesado, la velocidad con que los carbohidratos se convierten en azúcar es menor (bajo índice glicémico), y la cantidad de fibra dietética es más alta.

Condimentos

Los latinos del Caribe son expertos cuando se trata de sazonar. "Sazónalo bien" y "bien sazonado" son obligaciones en el lenguaje caribeño de cómo preparar la comida. A diferencia de los centroamericanos y mexicanos, "bien sazonado" significa añadir hierbas, especias y condimentos a los alimentos, no hacer que la comida sea picante.

Lo bueno es que la mayoría de los productos para sazonar tienen pocos carbohidratos y algunos incluso no los tienen. Sin embargo, debe tener cuidado con los preparados industriales debido al contenido de sodio. Una versión hecha en casa con poco sodio es mejor.

Aunque a muchos cocineros caribeños aún les encanta preparar el sofrito utilizando sus ingredientes básicos, el sofrito y el recaíto ahora están disponibles en tarros y polvos para la comodidad de los hogares latinos de paso acelerado y poco tiempo libre.

Sofrito

La palabra indispensable me viene a la mente cuando pienso en el sofrito, una mezcla de pimientos, recaíto, culantro, ajo y tomate. No creo que ningún país caribeño pueda prescindir de él. Lo práctico de los sofritos comerciales (Goya, El Criollo, El Ebro, Bohío, Baldom, El Campesino, etc.) es que duran mucho tiempo y no requieren trabajo. Algunos puristas consideran los sofritos comerciales una herejía y nunca considerarían usarlo.

El sofrito casi no tiene carbohidratos. Si está limitando su consumo de sodio, use los sofritos comerciales sólo de vez en cuando. Las versiones caseras pueden tener muy poco sodio, con relación a las que se compran. (Ver la receta en la página 58.)

Recaíto

Ésta es una mezcla espesa de color verde oscuro, de cebolla, ajo, cilantro y recao molido y sofrito en aceite de oliva. Es una base para el sofrito y se aplica generosamente al pollo y otros platos. El recao preparado comercialmente (Goya, Bohío, Conchita, Iberia, etc.) no es tan aromático y sabroso como la versión casera. También contiene glutamato monosódico, almidón modificado, y cebollas y ajos deshidratados. Como en el caso del sofrito comercial, la versión casera es superior, y también se puede congelar para prolongar su duración. Use las versiones comerciales muy de vez en cuando si está limitando su consumo de sodio.

Mojo

Este adobo a base de frutas cítricas se prepara con limón verde, naranja agria, cebolla y ajo. Es muy bueno para adobar carne e incluso se usa como salsa para remojar la yuca. El mojo criollo es otra alternativa con pocos carbohidratos y una manera deliciosa de marinar las carnes. Nuevamente, el único problema es la cantidad de sodio en los adobos y las salsas preparadas comercialmente (Goya, Chef César, etc.).

Adobo

Los adobos en polvo (Goya, Conchita, Bohío, Iberia, etc.) son un elemento importante de la cocina caribeña. Los adobos son una mezcla de ajo en polvo, orégano, cebolla y pimienta negra. El pollo, pescado, carne y cerdo se rocían, frotan y cubren con adobo antes de cocinarlos. En la cocina del Caribe, no hay nada peor que probar un trozo de carne sosa. Para un cocinero, oír que un invitado encantado alabe la carne como bien adobada o sazonada, suena a música celestial.

Sazón, sazón con culantro, sazón con culantro y achiote, achiotina

Algunos de estos adobos en polvo (Goya, Badía, Bohío, etc.) contienen cilantro y achiote. Son una combinación de los ingredientes antes mencionados, más achiote, que le da un color amarillo rojizo a los alimentos. La mayoría de los productos comerciales de sazón en polvo contienen glutamato monosódico. Úselo con moderación si está limitando su consumo de sodio.

Achiotina, vendida en tarros, es una pasta hecha con semillas molidas de achiote en una base de manteca o aceite. La manteca tiene grasa saturada. Use la achiotina hecha con aceite vegetal o prepare su propia achiotina al triturar las semillas de achiote en aceite de canola u oliva.

Caldo de sabor a pollo, res, camarón y cerdo

Estos pequeños cubos de sabor empacados con envolturas de aluminio (Knorr, Maggi, Goya, Baldrom, etc.) también son conocidos como los "cubitos Knorr" o "cubitos Maggi". Se usan mucho para darles sabor a los caldos, platos de arroz, carnes, sopas y estofados. Diluya el caldo de cubo si está limitando su consumo de sodio. Use la mitad de la cantidad y no añada sal o adobo comercial adicional a la carne. Busque caldos de pollo, carne y vegetales con poco sodio.

Alcaparras, aceitunas, alcaparrados

Las aceitunas verdes, alcaparras o el alcaparrado (una mezcla de aceitunas, alcaparras y pimientos en salmuera), le dan sabor al arroz con pollo y los estofados (Goya, Iberia, Conchita). Aunque el contenido de carbohidratos es mínimo, el de sodio no lo es. Dos cucharadas del alcaparrado sin semillas de Goya tienen 330 miligramos de sodio. A continuación, unas recomendaciones saludables:

- Escurra las aceitunas, alcaparras y pimientos antes de añadírselos a sus platos para reducir el contenido de sodio. Mi tía solía enjuagarlos rápidamente.
- Las aceitunas son saludables y nutritivas, y su sabor es intenso. No las elimine, pero úselas juiciosamente.

Almidones

Entre los almidones populares utilizados en la cocina caribeña se encuentran:

- Arroz: de grano largo, grano redondo, grano mediano, precocido
- Maizita, fécula de maíz, maicena
- Harina de maíz, harina de trigo

Todos los almidones tienen carbohidratos, pero algunos son digeridos más lentamente que otros. Ya que el arroz es la estrella de los platos caribeños, es sensato escoger un tipo de arroz que es digerido más lentamente (uno que tenga un índice glicémico más bajo). El arroz largo y el precocido son digeridos más lentamente que el arroz corto y el arroz instantáneo. Recuerde que incluso cuando escoge un alimento con un bajo índice glicémico, tiene que medir sus porciones como también calcular el número total de carbohidratos consumidos en cada comida.

Escoja harina integral en vez de harina blanca. La maicena es un tipo de carbohidrato de acción lenta que se usa para espesar salsas y postres. También se puede usar para preparar un bocadillo que contenga un producto lácteo de poca grasa, un sustituto del azúcar y canela. Muchos de mis colegas recomiendan este bocadillo a los pacientes que tienen episodios nocturnos de hipoglucemia.

Queso

Es un gusto recomendar quesos, uno de mis alimentos preferidos e indispensables. Los quesos *light* tienen menos calorías que las variedades amarillas. Una tajada de una onza de queso blanco (aproximadamente del tamaño de una ficha de dominó) tiene 80 calorías, 6 gramos de grasa y 3.5 gramos de grasa saturada, mientras que una onza de queso de papa tiene 110 calorías, 9 gramos de grasa total y 5 gramos de grasa saturada. A continuación se encuentran algunos preferidos en el Caribe:

- Queso blanco, queso blanco *light:* Un queso suave.
- Queso para freír: Este queso se calienta y se pone blando, pero no se derrite.
- Queso cremita: Queso blanco fresco con una textura cremosa y gusto ligeramente fuerte.
- Queso del país: tipo de queso blanco fresco.
- Queso de papa: Queso *cheddar*. Se dice que el Papa disfrutó del queso *cheddar* cuando visitó Puerto Rico, de allí el nombre.
- Queso de bola: Queso Edam.
- Geo: Muy apreciado en la República Dominicana. Simi-

lar al Edam pero madurado más tiempo para obtener un gusto más fuerte y textura más firme.

- Queso mozzarella: El favorito para la pizza, lasaña y platos con plátano

Carnes curadas

Las carnes curadas y productos enlatados de carne tienen muchas calorías, sodio y grasa, por lo que se deben comer en cantidades pequeñas. El jamón serrano (un jamón curado, seco), chorizo de España (embutidos ahumados dulces y picantes, sazonados con páprika seca y curados), el chorizo, salchichón, la salchicha de Viena, el jamón cocido y la carne en conserva son todas carnes curadas. El salchichón acompaña muchos platos caribeños. El salchichón va con el mangú (puré de plátanos verdes) en un plato dominicano especial para el desayuno. También se disfruta como bocadillo con galletas y queso, o se añade al arroz o los tallarines.

Bocadillos

Seamos francos: Ninguna transformación radical puede hacer que las papitas y el chicharrón de conviertan en fuentes de nutrientes. Los comemos porque saben bien, aunque no son muy buenos para nuestra salud. Son "alimentos de alerta roja" y se deben comer solamente en cantidades pequeñas. Son bocadillos populares en el Caribe las maraquitas (rodajas de plátano frito), las rodajas de yuca y los chicharrones.

Días festivos

ÉSTAS SON ALGUNAS DE LAS CELEBRACIONES tradicionales de los latinos:

Tero de enero: Año Nuevo

6 de enero: Día de Reyes. Los niños reciben regalos en este día, tradicionalmente el día en que los tres magos le ofrecieron regalos a Jesús.

Semana Santa: Concluye los cuarenta días de Cuaresma e incluye el Viernes Santo y el Domingo de Pascua de Resurrección.

Segundo domingo de mayo: El Día de la Madre. Muy significativo porque las madres son veneradas en los hogares latinos.
El Día de la Madre se celebra el último domingo de ese mes en la República Dominicana.

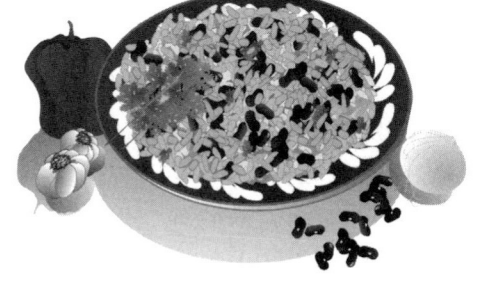

2 de noviembre: Día de los Muertos

24 de diciembre: Nochebuena

25 de diciembre: Navidad

31 de diciembre: Víspera de Año Nuevo

La Nochebuena, con sus luces brillantes, decoraciones alegres, villancicos de tonadas pegajosas y comida deliciosa, quizá sea la fiesta más celebrada por los latinos. La Navidad no se ha celebrado oficialmente en Cuba desde 1959, pero muchos cubanos en los Estados Unidos celebran alegremente con comida espléndida, acompañados de familiares y amigos.

Las parrandas, los aguinaldos y asaltos son típicos en Puerto Rico, donde las personas van de casa en casa diseminando la felicidad de las fiestas. Para el asalto navideño, un grupo de personas sorprende a un vecino en plena noche con villancicos. Visitan casas distintas y luego preparan un asopao de pollo cuando llegan a la última casa.

En la República Dominicana, la Nochebuena se pasa en familia. Los árboles son blancos, no verdes, y los fuegos artificiales animan las celebraciones. También son populares los nacimientos.

Las festividades navideñas continúan con el Día de Reyes, celebrado el 6 de enero. Los niños ponen pasto bajo sus camas la noche del 5 de enero. El pasto es para los camellos de los reyes magos. Los tres reyes traen regalos que dejan debajo de la cama después de que el camello se come el pasto. Después del Día de los Reyes, se celebran las Octavitas y Octavas, periodos de ocho días con más festividades.

Comidas tradicionales para los días de fiesta

Indudablemente, la temporada navideña y de fiestas es una época en que saboreamos comida deliciosa. Pero sin una planificación minuciosa, la comida de fiesta puede elevar el nivel de glucosa en la sangre. A continuación una lista de las comidas tradicionales de fiesta, junto con estrategias para ayudarlo a tomar decisiones sanas.

Bebidas

Algunas bebidas navideñas tradicionales son:

- Coquito: Ponche puertorriqueño. Leche condensada azucarada, huevo crudo, leche de coco (algunas versiones llevan leche endulzada de coco), leche evaporada, canela y ron.
- Cuba libre: Ron y Coca Cola.
- Mojito: Ron cubano, azúcar simple y menta.
- Piña colada: Ron, jugo de piña y crema de coco. Puerto Rico.
- Ponche: Leche evaporada, leche condensada azucarada, huevos crudos y ron. República Dominicana.
- Sidra: Bebida alcohólica y efervescente de manzana. Cuba.
- Té de jengibre: Agua, jengibre, palitos de canela y azúcar. República Dominicana.

Verduras

Puede hacer estos platos navideños de verduras más saludables al sustituir ingredientes con menos grasa y calorías:

- Berenjenas empanizadas: Berenjena, leche, maicena, huevos, aceite para freír. República Dominicana. Use leche con poca grasa y claras de huevo para reducir la grasa y calorías.
- Ensalada rusa: Papa, zanahoria, maíz dulce, chícharos, aceite, huevos duros cortados en cubitos y mayonesa. Las manzanas son opcionales. República Dominicana. Agregue más verduras y reduzca las papas para disminuir las calorías y carbohidratos.
- Ensalada mixta: Lechuga, tomate, cebolla. Agregue berros y use lechuga romana en vez de lechuga repollada.

Platos fuertes

A continuación, algunos platos fuertes caribeños conocidos para las fiestas:

- Pernil: Pierna de puerco sazonada con ajo, orégano, sal y pimienta. Puerto Rico y República Dominicana.
- Lechón asado: Cuba.
- Pescado con coco: Pescado, leche de coco, pimienta, achiote, cilantro, aceite, sal y pimienta. República Dominicana, al estilo Samaná.
- Arroz con gandules: Arroz, gandules, jamón, tomate, cebolla y pimientos. Puerto Rico.
- Arroz con gandules en leche de coco: Arroz, gandules, leche de coco, pasta de tomate, alcaparras, pimientos verdes, ajo, tomillo, orégano, aceite, apio, perejil, cilantro y caldo de pollo. República Dominicana.
- Moros y cristianos: Arroz y frijoles negros. Cuba.
- Pasteles, República Dominicana: Tubérculos (malanga, plátano, batata) mezclados con carne y sazonada con verduras (cebolla, tomate, pimientos), y envueltos en hojas de guineo.
- Pasteles, Puerto Rico: Yautía, guineos, papa, plátanos. Relleno: cerdo, jamón, cebolla, ajo, pimientos, culantro y otros condimentos y especias, envueltos en hojas de guineo.
- Guineítos verdes: Guineos verdes hervidos. Puerto Rico.
- Tostones: Plátanos verdes fritos dos veces y aplanados.
- Yuca con mojo: Yuca hervida con salsa de ajo.

Puede hacer que estos populares platos de fiesta sean más sanos:
- Sa que la grasa visible.
- Use más gandules y habichuelas, y menos arroz. Las habichuelas se digieren lentamente, lo que hace que haya un cambio menos drástico en el nivel de glucosa

en la sangre.

- Use arroz de grano largo cuando sea posible, ya que tiene un índice glicémico más bajo que el arroz de grano redondo.
- Cocine con aceite de oliva o aceite de canola.
- Use un poco menos de aceite en el arroz y pasteles. No notará gran diferencia en el gusto.
- Use aceite de canola para freír. No permita que se queme el aceite.

Postres

Es difícil imaginar las fiestas sin algunos de estos tentadores postres. Acuérdese de escoger porciones más pequeñas y usar ingredientes bajos en grasa y calorías en lo posible:

- Arroz con dulce: Leche de coco, arroz, pasas, azúcar, anís, canela, jengibre y clavo. Puerto Rico.
- Arroz con leche: Arroz, leche, azúcar, vainilla, canela y pasas.
- Boniatillo: El boniato es una batata cubana blanca. Otros ingredientes incluyen las claras de huevo, crema de leche, azúcar, maicena, limón, canela y sal.
- Buñuelos: Yuca molida, malanga, clara de huevo, harina, anís, bicarbonato de soda, sal, aceite para freír, rociados con azúcar en polvo. Cuba.
- Pastel dominicano: Relleno de pasta de guayaba o mermelada de piña.
- Flan: Leche, huevos, azúcar. Algunas variaciones llevan queso o leche de coco.
- Habichuelas con dulce: Habichuelas, batatas, leche de coco, pasas, leche evaporada, mantequilla, azúcar, clavo, canela y casabe. Tradicionalmente se sirve durante Cuaresma. República Dominicana.
- Pastel de ron: Pastel con fruta seca, ron. República Dominicana.
- Bizcocho de ron: Cuba.
- Turrones.

A continuación, algunas estrategias para los postres de fiesta:

- Use leche evaporada con poca grasa. No notará la diferencia.
- Use un sustituto del azúcar o mitad azúcar y mitad sustituto.
- Coma una comida sana antes de comenzar a cocinar para evitar probar. Permita que otra persona pruebe la comida. Después de terminar de cocinar, guarde toda la comida para minimizar la tentación.

Cuando va a una fiesta

Apenas llega la invitación a una fiesta, la mayoría de las personas piensa qué se pondrá. Así como planea su ropa y zapatos, también puede planear la comida que comerá. Si sabe que debe probar el coquito y flan, planee hacerlo en cantidades pequeñas. Luego pregúntese, "¿Cómo puedo hacer que mi comida sea equilibrada?" El coquito y el flan tienen un alto contenido de calorías y carbohidratos. Debe disminuir la cantidad de alimentos con carbohidratos, como el arroz con gandules, ensalada de papa, pasteles, yuca y plátano.

Lo mejor es incluir una cantidad moderada de proteínas (pernil, lechón y pescado) y una pequeña cantidad de cualquiera de los carbohidratos enumerados arriba. Saque la grasa adicional del pernil o lechón. Si no se sirven verduras, quizá quiera comer más de algún tipo de alimento rico en proteínas. Una buena estrategia es traer un plato de verduras a la fiesta.

A los latinos les encanta animar a la gente a comer un poquito más. Algunas personas no quieren ofender a sus anfitriones, por lo que sí comen un poquito más. Quizá debería decirle con anticipación a su anfitrión que quiere mantener la glucosa en línea y que no puede comer un poco de todo sin afectar su nivel de glucosa. Si su anfitrión insiste, pídale que le empaquete la comida para comerla posteriormente.

A continuación algunos consejos adicionales para ayudarlo a relajarse y disfrutar la fiesta.

Antes de la fiesta

- Coma alimentos con pocas calorías durante el día. No se salte comidas antes de la fiesta, porque estará muerto de hambre en la fiesta y comerá mucho más.
- Sea más activo el día de la fiesta.
- No deje de tomar sus medicamentos porque está planeando beber licor de noche. Descuidar los medicamentos puede resultar en un alto nivel de glucosa en la sangre.
- Lleve su monitor de glucosa y, si usa insulina, la insulina e implementos.
- No deje de planear. Así como planea qué vestido y zapatos se pondrá para la fiesta, planee también su comida. Haga planes para escoger sus alimentos preferidos y disfrutar una pequeña porción de cada uno. Planee comer más de las proteínas con poca grasa (lechón o pernil) y menos de los alimentos con carbohidratos. Planee comer una verdura (ensalada o berenjena).

Durante la fiesta

- Ver la comida hará que quiera comer. Examine la habitación cuando entre a la fiesta y vaya a las zonas libres de comida. Permanezca lejos de las zonas con alimentos (mesas y cocina) hasta que esté listo para comer.
- Use un plato pequeño para servirse la comida.
- Determine cuáles alimentos tienen muchas calorías y carbohidratos. Con esos deberá controlarse.
- Determine cuáles alimentos tienen menos calorías y carbohidratos, y coma más de esos.
- Mantenga pequeñas las porciones de los postres.
- Después de servirse, apártese de la mesa para evitar las tentaciones.

- Coma lentamente y disfrute cada bocado. Comer demasiado rápido a menudo lo lleva a comer demasiado.
- Pruebe tomar agua mineral con un poquito de jugo.
- Si bebe, el ron y las bebidas gaseosas de dieta tienen menos calorías que el ponche o coquito.
- Si toma coquito y ponche, que tienen muchas calorías, carbohidratos y grasa, use un vaso pequeño.
- Baile mucho durante la noche. La actividad física ayuda a quemar calorías y puede ayudar a controlar el nivel de glucosa en la sangre.
- Disfrute el tiempo que pasa con sus familiares y amigos.

Después de la fiesta

- El día posterior a la fiesta, limite sus porciones.
- Monitoree más a menudo el nivel de glucosa en la sangre.
- Aumente su actividad física.
- Si después de planear cuidadosamente, no siguió su plan de acción, perdónese y siga adelante. Un día no marca el resto de su vida. Analice los desafíos que tuvo y reformule su estrategia para las fiestas. La próxima vez, estará mejor preparado.

Las bebidas alcohólicas y la diabetes

Un Presidente, Ron Brugal, Ron Barceló o Mamá Juana frío. . . . Sabe que se servirán bebidas alcohólicas durante las fiestas. ¿Puede darse el gusto?

Depende. Cuando toma, el alcohol evita que el cuerpo libere glucosa al flujo sanguíneo. Quizá piense que esto es bueno porque le bajará la glucosa en la sangre. Pero si está tomando pastillas de insulina o para la diabetes, aumentar el alcohol puede hacer que el nivel de glucosa en la sangre le baje demasiado (hipoglucemia). Los síntomas de la hipoglucemia son la transpiración, nerviosismo y palpitaciones. La hipoglucemia es un trastorno serio si no se trata.

El alcohol aumenta el riesgo de hipoglucemia durante 8 a 12 horas. Además, el alcohol puede interferir con algunos o todos los medicamentos que toma para la diabetes. Entonces, antes de beber, consúltelo con su médico. Y si puede tomar, coma también. No beba con el estómago vacío. Tomar un vaso de agua de Seltz o mineral con limón o limón verde puede ayudarlo a limitar el alcohol.

Preguntas frecuentes

¿Cuánto puedo beber?

La Asociación Americana de la Diabetes recomienda una porción de alcohol para las mujeres y dos porciones para los hombres, como máximo por día. Una porción de alcohol es

- 1 1/2 onzas de licor, como ron, vodka, gin, whisky u otro licor destilado
- 5 onzas de vino
- 12 onzas de cerveza (Muchas botellas de cerveza contienen más de 12 onzas, por lo que es importante examinar la cantidad en la botella.)

¿Cuántos carbohidratos y cuántas calorías hay en estas bebidas?

Un trago (1 1/2 onzas) de licor destilado como el gin, ron o vodka tiene 97 calorías, pero no carbohidratos. Los cocteles como el Cuba libre, piña colada y similares, que contienen jugos de fruta, bebidas gaseosas u otras mezclas dulces tienen más carbohidratos y calorías. Las bebidas dulces como la piña colada, coquito y ponche tienen muchas más calorías y carbohidratos que un vaso de vino o ron con Coca Cola de dieta. Una lata de 12 onzas o una botella de cerveza tiene 146 calorías y aproximadamente 13 gramos de carbohidratos. Una cerveza *light* de 12 onzas tiene 101 calorías y unos 5 gramos de carbohidratos.

Algunas bebidas alcohólicas y su contenido nutritivo

Más calorías	Menos calorías
Piña colada	**Vino tinto**
1 coctel	4 onzas
231 calorías	90 calorías
2.5 gramos de grasa	0 gramos de grasa
30 gramos de carbohidratos	3 gramos de carbohidratos
Coquito	**Ron con Coca Cola de Dieta**
4 onzas	1 medida de ron y 4 onzas de Coca Cola
299 calorías	de dieta
8 gramos de grasa	97 calorías
20 gramos de carbohidratos	0 gramos de grasa
	0 gramos de carbohidratos

Glosario de alimentos de la cocina caribeña

CUANDO VINE A ESTE PAÍS, VEÍA NOVELAS. Estaba fascinada por el comercial de jugo de naranja. El jugo, aseguraba el comercial, estaba hecho con "china tropical". De donde yo vengo, China es un país asiático. Por lo que asumí que las naranjas eran traídas a los Estados Unidos de una región tropical de China, lo que hacía el producto exótico y, lo más probable, un elixir. No sabía que mis hermanos latinos del Caribe usan la palabra china en vez de naranja, la que yo uso.

Comencé a trabajar con dominicanos, puertorriqueños y unos cuantos cubanos. A pesar de que a sus países los bañan las mismas aguas, los nombres de sus alimentos a veces han pasado por cambios radicales. ¿Puré de plátano? En Puerto Rico, se le conoce como mofongo, en la República Dominicana como mangú y en Cuba como fufú. Confirmar esta información con un compatriota a veces era inútil, ya que es posible que diversos pueblos del mismo país no usen las mismas palabras.

La cocina caribeña quizá sea similar en las tres islas, pero como me he dado cuenta, no sólo hay diversas maneras de preparar un mismo plato con los mismos ingredientes básicos, sino que en el Caribe también hay nombres distintos para los platos. El siguiente glosario de alimentos caribeños está concebido para ayudarlo a comprender estas diversas palabras. Al final hay una lista de utensilios de la comida latina.

Alimentos del Caribe

Aceituna: La que se usa más comúnmente en el Caribe es la manzanilla, una aceituna verde rellena con pimiento rojo.

Acelga: Se usa para hacer caldo gallego.

Achiotera: Un recipiente utilizado para guardar el achiote con sus semillas. Se calienta aceite para que las semillas suelten su color amarillo.

Adobo: Una salsa dulce y con sabor ahumado usada en América Latina para cocinar a la parrilla. Es un condimento básico de la cocina puertorriqueña; también se usa en la cocina caribeña. El adobo se hace con ajo, orégano, sal, pimienta, vinagre y aceite. Otras variantes incluyen comino, naranja amarga y coriandro. Se vende adobo comercial en las secciones de comida latina en la mayoría de los supermercados.

Ají caballero o ají picante: Un ají o chile de aproximadamente 1 pulgada de largo. Es el único ají que se usa en la cocina caribeña para hacer "pique", un vinagre fermentado y picante que se usa como condimento.

Ajiaco criollo: Un plato cubano suculento influenciado por muchas culturas. Contiene una variedad de carnes (pollo, cerdo, res) y tubérculos (boniato, yuca, plátano, maíz), lo que produce un gusto exquisito.

Alcapurrias: Fritura hecha con yautía y plátanos verdes rallados, rellenos de carne.

Amarillos: Plátanos maduros.

Aporreado de tasajo: Tasajo con vegetales con mucho almidón. Cuba.

Arañitas: Plátano verde cortado en tiritas y frito.

Arepas de yuca: Mezcla de yuca, huevos, mantequilla o margarina, leche y anís. Se le da la forma de una pequeña tortilla y se fríe. República Dominicana.

Arroz amarillo: Arroz hecho con aceite de achiote.

Arroz con dulce: Hecho con arroz, leche de coco, jengibre y especias. Puerto Rico.

Arroz con gandules/guandules: Arroz amarillo con gandules. Éste es el plato nacional de Puerto Rico.

Asopao: Una sopa espesa hecha con arroz, mariscos, pollo o gandules verdes. Una de las sopas nacionales de Puerto Rico.

Auyama: Llamada auyama en la República Dominicana y calabaza en Puerto Rico y otros países no caribeños.

Avellana: Las nueces de nogal y avellanas son las nueces navideñas tradicionales en Puerto Rico.

Bacalaíto: Frituras de bacalao salado.

Bacalao: También se le conoce como abadejo en otros países de Latinoamérica.

Bandera dominicana: "La bandera dominicana" es un almuerzo típico que consiste de arroz, habichuelas y carne.

Barrilito: Ron puertorriqueño con 86% de alcohol.

Batata, boniato o camote: Se usa en muchos platos cubanos tradicionales. Las batatas se hierven, hornean o fríen.

Besito de coco: Un postre tradicional que se hace con coco fresco rallado, azúcar y especias.

Bija/bijol: Anato o achiote.

Bisté a la criolla: Bisté adobado. Los cortes que se usan son corazón de cadera, redondo o lomo.

Bodega: Supermercado, y en algunos países latinoamericanos, un almacén de distribución.

Boliche: Redondo relleno cubano asado con jamón, zanahoria y especias.

Boronia de chayote: Estofado de chayote.

Buñuelos: Los buñuelos cubiertos de almíbar de azúcar rubia son tradicionales en Cuba.

Café: El café latino es fuerte, similar al expreso, y se bebe varias veces al día. Hay unas 25 especies de café en las regionales tropicales.

Café con leche: La porción generalmente es 1 parte de café y 1 parte de leche.

Caramelo: Se hace con azúcar granulada y agua, los que se hierven hasta que el azúcar se acaramele. Se usa para cubrir el molde en el que se hornea el flan.

Casabe: Pan plano hecho con yuca rallada.

Champola: Bebida de guanábana con leche.

Chayote: Verdura en forma de pera, con piel blanca o verde y pulpa color crema, con gusto un poco soso.

Chillo: Huachinango o pargo rojo.

China: Conocida como naranja en Cuba y otros países latinoamericanos.

Chironja: Un cruce entre naranja y toronja conocido sólo en Puerto Rico.

Cilantro: También conocido como coriandro fresco; una hierba de hojas delgadas color verde oscuro y apariencia similar al perejil.

Cocido: Estofado con mucha carne.

Coco verde: Generalmente se vende refrigerado en puestos de fruta al borde de la carretera. La pulpa es suave y el agua, que generalmente es dulce, se puede beber directamente del coco.

Concón: El arroz que se pega al fondo de la olla y se vuelve crocante. Considerado un manjar por muchos. Dominicano. También conocido como pegao en Puerto Rico.

Congrí: Arroz con frijoles negros o pintos. Cuba.

Coquito: Ponche navideño tradicional de Puerto Rico con coco y ron.

Cuchifrito: Comidas de cerdo frito que incluyen las orejas, cola y panza. También se les dice a los pequeños puestos que venden cuchifritos al paso.

Culantro: Hierba de hoja verde espinosa. También llamado recao.

Dita: Vasija tallada de madera de higuera. También se utilizaba antiguamente para lavar el arroz y medir las habichuelas.

Dulce: Un bocadillo hecho con batata, piña, coco y ajonjolí.

Dulce de plátano: Postre hecho con el plátano muy maduro cocido con vino, azúcar y especies.

Empanadas: Se rellenan con carne, pollo o pescado.

Flan: Entre sus variantes están el de coco y queso.

Fría: Expresión dominicana para cerveza.

Fufú de plátano: Puré de plátano verde con ajo y chicharrón. Cuba.

Funche: Polenta de Puerto Rico. Plato básico que data de la cultura de los indios taínos. Originalmente hecho con manteca pero ahora se usa el aceite de oliva.

Galleta de soda: Se comen como bocadillo de tarde con café con leche. Se usa la galleta molida para empanizar.

Gandinga: Hígado de cerdo.

Gandul o guandules: Habichuelas tiernas. Las vainas se recogen antes de que las semillas maduren del todo y aún estén tiernas.

Guanime: Tamal puertorriqueño de los indios taínos. Se hache simple, sin relleno, y envuelto en hojas de guineo. Se sirve con bacalao salado.

Guarapo de caña: Jugo de la caña de azúcar. Vendido fresco en los puestos del lado de la carretera.

Guayaba: También conocida como arasa en otros países latinoamericanos. La pulpa congelada y el jugo concentrado se encuentran fácilmente todo el año. También se hace pasta de guayaba y los cascos se cocinan en un almíbar de azúcar. Ambos son servidos como postre con queso blanco.

Guineo: Banano.

Guineo maduro: Banano amarillo maduro; también se come como fruta.

Guineo verde: Se comen como acompañamiento, no como fruta. Se incluyen en la familia de las viandas/víveres. Las hojas de guineo se usan para envolver guanimes, pasteles y el apastelado.

Guimbombó: También conocido como molondrón.

Horchata de ajonjolí: Bebida hecha con ajonjolí molido, agua y azúcar.

Jobo de la India: Fruta en forma de kiwi con piel delgada que se vuelve amarilla cuando está madura. La pulpa dulce pero ácida envuelve un centro grande y espinoso.

Juey: Cangrejo terrestre del Caribe.

Lacón: Jamón de la parte inferior de la pierna del cerdo. Cuba.

Lambí: Concha.

Lechoza: Papaya. También conocida como fruta bomba.

Lerén: Verdura comestible muy similar a la castaña de agua.

Limber: Jugos de fruta congelados.

Limoncillo: Quenepa o kenips.

Locrio: Una mezcla de arroz, carne (o mariscos) y verduras.

Mabí: Una bebida fermentada hecha de la corteza del árbol de mabí. Bebida isleña tradicional servida sumamente fría. En la zona de Nueva York, está a disposición sólo de abril a septiembre.

Maicena: Se prepara como desayuno caliente en la isla, con leche y yemas de huevo. Se usa para espesar muchos postres cremosos.

Majarete: Postre de harina de arroz hecho durante la época de Navidad, especialmente el Día de Reyes (Epifanía).

Malanga: Conocida también como yautía; un tubérculo con almidón, parecido a la papa, con piel castaña fibrosa y pulpa blanca grisácea que una vez cocida tiene sabor a nuez. Se usa para hacer sancocho, ajiaco y sopa de tripa. También se hierve y se sirve con ensalada de bacalao. Es un componente de viandas/víveres.

Malta: Bebida carbonatada hecha con cebada, malta y azúcar. A menudo se toma con leche condensada azucarada.

Mamey: Fruta con piel castaña áspera y pulpa de color rojo vivo. Se come mayormente como mermelada, en compotas y batidos. La pulpa congelada está a disposición en muchos mercados latinos.

Mampostial: Dulce de coco con miel de caña. Puerto Rico.

Mangú: Puré de plátanos o yautía.

Maní: También conocido como cacahuete o cacahuate.

Maraquitas: Rodajas delgadas de plátano verde frito. Generalmente se sirven con mojito.

Masa harina: Harina de maíz instantánea.

Mero: Se usa tradicionalmente para preparar escabeche durante la Cuaresma.

Mofongo: Plátanos verdes fritos en forma de bola, tras aplastarlos en un mortero. Se sazonan con ajo fresco y chicharrón. Otras versiones están rellenas de mariscos, pollo, carne, cerdo o queso.

Mojo: Salsa hecha con ajo y aceite. Otras versiones incluyen aceitunas, salsa de tomate y vinagre.

Molondrón: Guimbombó o quimbombó. República Dominicana.

Mondongo: Estofado hecho con tripa de res.

Morcilla: Embutido de sangre hecho con sangre fresca de cerdo y arroz cocido. Es un alimento navideño tradicional.

Morirsoñando: Bebida tropical dominicana hecha con jugo de naranja, leche, azúcar y hielo.

Moro: Arroz con gandules mezclados en un plato.

Moros y cristianos: Plato cubano de arroz y frijoles negros.

Muñeta: Frijoles guisados. Cuba.

Ñame: Tipo de batata. Tubérculo con piel castaña y pulpa blanca. Se usa en estofados, sopas y se come hervido, sin la piel.

Naranja: Conocida como china en Puerto Rico y la República Dominicana.

Naranja agria: Usada mayormente para preparar adobos. La membrana de la fruta se cocina en azúcar y se sirve de postre. En Puerto Rico y la República Dominicana, a la naranja agria se le llama naranja, mientras que a la variedad dulce se le llama china.

Orégano brujo: Orégano silvestre de Puerto Rico.

Paella: Plato de arroz, azafrán, chorizo y carne o mariscos.

Pana o panapén: Fruta del pan, redonda y con piel verde y pulpa blanca, originalmente de Tahití. Cuando está verde, se come como vianda/víveres o se hacen tostones con ellas. Cuando está madura, se hace un postre con ella, o se hierve y se hace puré. La pana está disponible en agosto y septiembre. Pele y saque la semilla del centro.

Parcha: También conocida como chinola, maracujá o maracuyá en otros países de Latinoamérica.

Pasta de achiote: Esta pasta anaranjada de una especia del Yucatán se hace con semillas molidas de achiote o anato; a menudo se diluye con vinagre o jugos cítricos para adobos y salsas.

Pasteles: Bollitos rectangulares hechos con tubérculos rallados, rellenos de carne y hervidos en hojas de guineo o plátano. Tradicionalmente se sirven durante Navidad.

Pasteles masa: Yautía, guineos verdes, plátanos verdes, leche, aceite de achiote, sal.

Pastelón de plátano: Pastel hecho con rodajas de plátano amarillo, carne molida y queso.

Pegao: Lo mismo que el concón. Puerto Rico.

Picadera: Bocaditos.

Picadillo: Plato cubano condimentado, hecho de carne molida cocida con aceitunas, especias y pasas.

Pica pica: Sardinas. República Dominicana.

Pica pollo: Pollo frito empanizado.

Pimiento de cocinar: Pimientos italianos para freír.

Pimientos morrones: Pimientos rojos asados. Generalmente vienen en lata o tarro.

Pionono: Fritura hecha con plátano amarillo. Éste se corta a lo largo, se fríe y luego se pone en una taza y se rellena con carne de res, pollo o mariscos. Se sella con huevos y luego se fríe.

Pique: Un condimento hecho con vinagre, chiles y ajo.

Plátano: Plátano grande, firme, de piel gruesa, con mucho almidón. Los plátanos verdes son muy duros y son ideales para hacer tostones; los plátanos negros son los que están maduros.

Plátanos en tentación: Plátano maduro entero con almíbar. Cuba.

Quenepa: Fruta que crece en manojos. Tiene piel verde delgada, pulpa rosada aterciopelada y semilla blanca grande.

Queso del país, queso blanco o queso de hoja: Queso blanco puertorriqueño hecho de leche. Este queso no se derrite.

Queso de papa: Queso *cheddar*.

Quimbombó: Conocido como molondrón en la República Dominicana.

Rabo encendido: Guiso de rabo de buey. Cuba.

Recaíto: Sazón hecha con recao (hoja verde con apariencia espinosa), cilantro, cebollas, ajo y pimientos.

Relleno de papa: Fritura hecha con papa aplastada, sazonada con carne molida, en forma de pelota, y frita en abundante aceite.

Revoltillo: Huevos revueltos.

Ropa vieja: Un plato cubano con carne desmenuzada, sazonada con tomate, cebolla y ajo.

Salchicha de Viena: Se usa en estofados y en el arroz.

Salsa de tomate: Pasta de tomate en la República Dominicana.

Sancocho (salcocho): Sopa espesa y suculenta con varios tipos de carne y tubérculos.

Sándwich cubano: Sándwich hecho con jamón, lechón asado y queso suizo.

Sapote: También conocido como zapote. Fruta ovalada, de unas ocho pulgadas de largo y cuatro pulgadas de diámetro. La piel es castaña y áspera, y la pulpa roja tiene un sabor dulce y delicado.

Serenata de bacalao: Bacalao salado preparado con papas hervidas, huevos duros, tomates cortados, aguacates y aceite de oliva. Puerto Rico.

Sofrito: La base de la cocina puertorriqueña, hecho con recaíto cocido con jamón, alcaparrado y salsa de tomate o achiote.

Sopón: Otro nombre para asopao.

Sorullo de maíz o sorullitos: Fritura de harina de maíz en forma de un cigarro y rellena de queso blanco y frita con mucho aceite. A menudo se sirve con mayonesa o catsup. Puerto Rico.

Tamales: Similares a los pasteles puertorriqueños, pero la masa se hace con harina de maíz. Cuba.

Tamarindo: Vaina castaña seca que produce una deliciosa pasta pegajosa y agridulce cuando se cocina. Uno de los ingredientes clave en la salsa inglesa.

Tayota: También se le conoce como chayote.

Tembleque: Crema hecha con leche de coco y azúcar.

Torrejas: Tostada francesa. Cuba.

Tortilla: Omelet.

Tostones: Plátanos verdes, fritos dos veces.

Turrón: Se importa de España y tradicionalmente se come en la Navidad.

Viandas: Tubérculos, Puerto Rico.

Víveres: Tubérculos, República Dominicana.

Yautía: Raíz del taro.

Yuca: También conocida como mandioca. Una raíz de 6 a 12 pulgadas con una piel castaña dura y pulpa blanca. Se saca la piel y se hierve o ralla la pulpa.

Utensilios de la cocina latina

Burén: Plancha hecha tradicionalmente de arcilla y usada por los indios taínos para hacer casabe.

Caldero: Olla de hierro fundido o aluminio apropiada para hacer arroz. Un caldero bien curado crea un pegao o concón delicioso. Las versiones nuevas tienen una práctica tapa de vidrio.

Colador de café: Colador de tela usado antiguamente para hacer café.

Cortador de plátano: Herramienta rectangular de madera o metal con una cuchilla filuda de metal. El plátano pelado se pasa por la cuchilla de metal para cortarlo en rodajas finas, que luego se fríen en mucho aceite.

Exprimidor de limón: Un utensilio doble en forma de cuchara con bisagras para meter el limón, hacer presión y exprimir el limón. Generalmente está hecho de metal.

Fogón: Se hace con tres piedras en forma de triángulo, con pedazos de madera en medio.

Greca de café: Cafetera italiana para hacer café negro fuerte.

Martillo para carnes: Mazo con cabeza cuadrada o redonda y puntas redondeadas y cortas utilizado para ablandar los cortes de carne dura.

Molde de flan: Consiste de tres partes: la parte inferior para el baño María, el molde y la tapa. Para usarlo, llene la asadera hasta la mitad con agua caliente. Llene el molde con el flan y métalo al horno.

Monda chinas típico de Puerto Rico: Máquina para pelar chinas. Se coloca en un pincho grande de metal. La manija se mueve a mano, y las chinas rotan como en una rotisería mientras que la cuchilla pela la cáscara de la china.

Olla de presión: Cocina las habichuelas en menos de treinta minutos. Es útil para muchos cocineros a quienes les gusta preparar habichuelas guisadas en casa. Es excelente para ablandar los cortes de carne dura.

Paellera: Olla de hierro con dos asas, redonda y poco profunda para cocinar paella.

Pilón: También se llama mortero. En el Caribe, se hacen de madera tallada. También se pueden hacer de piedra, aluminio o plástico. Estos utensilios se utilizan para moler especias, pimientos y ajo. Los más grandes se usan para aplastar batatas, plátanos (mofongo, mangú, fufú) y papas.

Prensadora de plátano: Dos trozos de madera o plástico que circundan y aplastan una tajada de 1 pulgada de plátano frito. Las piezas luego se vuelven a freír. Algunas prensas de plátano tienen una perilla redonda en el centro para crear una hendidura que se rellena.

Tostonera: Utensilio de madera o plástico utilizado a menudo para aplastar plátanos verdes para hacer tostones. Se hace de dos pedazos planos unidos con tornillos en un extremo. Se coloca una rodaja de plátano verde frito en el centro, se aplasta y luego se vuelve a freír.

Lorena Drago, MS, RD, CDN, CDE, es dietista y educadora diplomada, especializada en la diabetes. Es dueña y fundadora de Hispanic Foodways, una organización que diseña programas culturalmente innovadores para los educadores que trabajan con hispanos con diabetes. La señora Drago desarrolló el proyecto Health Oriented Latinos in Action (HOLA), un programa telefónico sobre el control de la diabetes apropiado para la cultura latina. Vive en Nueva York con su esposo, Michael, y es la "mamá número 2" de Krysta y Michael (Bud).

Writing is akin to dancing. The fluidity of the words and the passion, just like the steps, come from within, but the music sets the pace. It is the rhythm and the inspiration. Mike, you are the music.

Thanks to my dear friends and family who saw the full picture when I only saw the outline and who saw in me what the reflection in the mirror never told me.

And to Socorro, the origin of love and all things that exist within. I hope you are proud, Dad.

—L.D.

"Anyone who ever loved could look at me
and know that I love you.
Anyone who ever dreamed could look at me
and know I dream of you."
—Hal David, "Anyone Who Had a Heart"

Contents

Introduction

I WAS TEACHING A GROUP OF HOME HEALTH NURSES
when a nurse from Puerto Rico approached me and said, "I
went to a weight loss center. I wanted information on Latin
diets. I was handed a menu that contained enchiladas and
tacos. Where are the menus with pasteles, and rice with pigeon peas?"

When I came across an article titled "Dominicans Do Not
Eat Tacos," by Joan Clifford, I sensed the frustration of the au-
thor. Her culture and traditions could not be
wrapped in a generic Hispanic tortilla.

Hispanics are not a single group, and they are
not homogenous. They come from Mexico, yes,
but also Puerto Rico, Dominican Republic,
Cuba, and countries in Central and South
America. Each country has a unique and rich
cultural history, and that includes the foods
they eat.

One thing Hispanics do have in common is

a high risk of diabetes. Diabetes is twice as common in Mexican American and Puerto Rican adults as in non-Hispanic whites. The prevalence of diabetes in Cuban Americans is also higher than in non-Hispanic whites. Of Hispanics ages 45–74 and living in United States, about 24 percent of Mexican Americans, 26 percent of Puerto Ricans, and nearly 16 percent of Cuban Americans have diabetes.

Up to a third of the people with diabetes don't know they have it. Diabetes is common among middle-aged and older Hispanics. Of those ages 50 and older, about 25 percent to 30 percent have either diagnosed or undiagnosed diabetes.

You may be reading this book because either you or a loved one has been diagnosed with diabetes. You've probably learned that eating healthy meals is vital to the health of you and your family. But much of the nutritional information given to Hispanics is written for a Mexican American audience. Hispanics from countries other than Mexico have been ignored.

No more. Welcome to the Caribbean. In these pages, you will find foods you may remember from your childhood in Puerto Rico, Dominican Republic, or Cuba, the dishes you have been preparing for years. But now they have a little twist: a new, healthier *son* (beat). You will also find out which foods pack the most nutrients and which ones you need to cut back on. Enjoy and *buen provecho*!

The Basics

WHEN I FIRST BEGAN TEACHING diabetes meal planning to Hispanics/Latinos, I knew ahead of time that it would be a challenge. I grew up in a world in which mothers cheered children who cleaned their plates because they were on their way to becoming gordos y sanos (fat and healthy). Years later, *gordo* was replaced with *fuerte* (strong), and children were encouraged to eat all of the food on their plate to grow fuertes y sanos. However, somewhere in our Latin heads, we never quite erased the cherubic faces of niños gorditos y sanos.

Today, we know better. Overweight children usually grow up to be overweight adults, and excess weight raises the risk of developing type 2 diabetes. Once you have diabetes, excess weight makes it harder for you to manage your blood glucose and blood pressure.

No matter what your weight is now, losing just

10 or 20 pounds will make it easier for you to manage your blood glucose levels, your blood pressure, and your cholesterol levels. So, one of the goals of diabetes meal planning is to help you lose weight. Simply put, you'll want to consume fewer calories. Calories come from three main sources: fat, protein, and carbohydrate.

Of course, you'll also want to keep your blood glucose levels in the healthy ranges. Carbohydrate has the biggest effect on blood glucose, and we've devoted Chapter 3 to discussing carbohydrate foods.

Do It for Your Kids

Type 2 diabetes used to be called adult-onset diabetes, but today teens and even younger children are being diagnosed with type 2 diabetes. This is especially true among Latinos. If you can get your whole family to eat healthier and lose a little weight, you will be helping your children and grandchildren lower their risk of developing diabetes.

Fat

I always start my presentations by encouraging my audience not to be terrorized by fats. Fats are not evil. Fat enhances the taste of foods and makes eating a much more enjoyable experience, and that, in my opinion, is a deterrent to overeating. After a meal, do you find yourself opening the refrigerator and the pantry doors incessantly in a search for completion? A satisfying meal is a complete experience. An unsatisfying meal leaves you searching for more. These searches often end up adding lots of calories, carbohydrates, and fat. By adding a little fat to your meal, you feel complete.

Fat is calorie-dense. One gram of fat has 9 calories—more than twice the calories of a gram of protein or carbohydrate. Cutting some of the fat from your meals is a good way to cut calories.

I have a patient who, like her husband, has diabetes. She is regarded as a great cook. She cooks every day because her

husband and the rest of the family do not like comida de un día para otro (leftovers).

While I was talking to her and sharing some cooking tips, she was adamant about not making changes because she feared displeasing the family. Although she wanted to improve her health as well as her husband's, she was not ready to sacrifice taste. I asked her to start by cutting back on fat by a very small amount. If she used 3 serving spoons of oil to make rice, I asked her to use 2 1/2 serving spoons of oil and not to make any additional changes in her food. Although not quite convinced, she put her plan into action and was pleasantly surprised when her family did not notice the change.

Another patient of mine twisted her face with disgust when I mentioned nonfat milk, known in the Latino community as *leche de dieta*. "Esa leche sabe a agua," she said. "That milk tastes like water." Nonfat milk is healthier because it doesn't have the saturated fat that whole milk does, and it has about half the calories of regular milk. I suggested that she wean her family off regular milk one step at a time. Mixing regular with 2% for a few weeks and then slowly decreasing the amount of regular proved successful.

Start by making just one subtle change. When you feel comfortable, then change something else. A small change in a positive direction is the right step. Hágalo hoy por usted y el bienestar de su familia. (Do it today for you and for the well being of your family.)

The Good and the Bad

Besides the total amount of fat you are consuming, you also want to be aware of which fats are "good" and which are "bad."

Good Fats

Monounsaturated fats. These are the healthiest types of fat. They are found in olive, canola, and peanut oils; olives; nuts; peanut butter; and yes, creamy and delightful avocados. Con-

trary to popular belief, although avocados are rich in fat, the fat is the healthy kind. Just remember: Size does matter. Too much of a good thing is still too much of a good thing!

Polyunsaturated fats. These fats are found in corn, safflower, and soybean oils.

Bad Fats

Saturated fats. Saturated fats increase the level of LDL ("bad") cholesterol in your blood. Saturated fats are found in animal products: meat, lard, whole milk, cream, fat back, chicharrón, butter, bacon, chorizo, morcilla, salami, and salchichón. Coconut is an exception among fruits: It contains saturated fat. (See p. 8.)

Trans fat. Food manufacturers use a process called hydrogenation to make oil more saturated and more solid. Food products made with hydrogenated oils have a better mouth feel, don't feel oily, and have a longer shelf life than products made with oil. But during hydrogenation, trans fat is formed. Trans fat, like saturated fat, raises LDL ("bad") cholesterol levels and decreases HDL ("good") cholesterol levels.

Hard margarines, desserts (postres, pastelillos, bizcochos), and other snacks contain trans fat. The nutrition facts on food labels show the amount of trans fat in one serving of the food. Consume as little trans fat as possible.

Frequently Asked Questions

Do fats increase blood glucose levels?

No, but excess fat can lead to weight gain, which decreases your body's ability to use insulin. This is called insulin resistance, and it means you will need more medication to manage your blood glucose levels.

Which fats are better for me?

Choose monounsaturated fats often. Limit saturated and trans fats. Check your pantry. If you buy olive and canola oils, you have monounsaturated fats. If you have butter in your refrigerator and use tocino, you are using saturated fats. Remember: Solid (at room temperature) = saturated.

Is Mazola oil better for people with diabetes?

Mazola is a brand name, not a type of oil. There are many brands to choose from. Read the ingredients. The healthiest oils are canola, olive, and peanut oils. Canola oil is good to use when frying. Olive oil can be used on salads and víveres. But remember, oil has a lot of calories.

Brand Loyalty

When I was growing up in Colombia in the 1970s, a limited number of brands were available, and a brand and its product name became interchangeable. So when I came to the United States, at the store I would ask, "Where is the Colgate?" not "Where is the toothpaste?" "Where is the Quaker?" not "Where is the cereal aisle?" Although I bought brands other than Colgate and Quaker, I referred to every brand of toothpaste as "Colgate" and every cereal as "Quaker." Now that I am more English dominant, I refer to each product by name or brand.

When you talk to your dietitian, identify the brand and the product. For example, instead of saying that you use "Mazola," specify whether you are using corn, canola, or vegetable oil. This helps you and your dietitian design an accurate meal plan for you.

If you are not sure which type of "Mazola," "Cheerios," or "cornflakes" you are using, bring the labels to your next dietitian's visit. I have had many patients bring in labels to their appointment and together we are able to include traditional favorites in the meal plan. A diabetes meal plan should work for you and not just for the dietitian. It is not a list of "forbidden" and "permitted" foods but tells how to include your favorite foods in a plan that you can live with. The more information you give your dietitian, the happier you will be.

I love avocados. Do they have cholesterol?

No. Avocados do not have cholesterol. Only animal foods and animal by-products have cholesterol. Avocados are rich in vitamin E, fiber, potassium, and folic acid. Just remember that they are high in calories, so keep your slices thin.

Do nuts have cholesterol?

Nuts are plants, and plants do not have cholesterol. Nuts are excellent sources of fiber, vitamin E, magnesium, selenium, niacin, vitamin B6, folic acid, zinc, and copper. Walnuts are plant sources of omega-3s and are heart friendly.

Remember: Nuts are calorie dense, so a small amount goes a long way. A one-ounce bag of nuts has about the same number of calories as two slices of bread. Skip other foods that contain the same number of calories and not quite the same amount of nutrients and eat your nuts. Skip the butter on your bread, reduce the oil in your rice, or have fewer tostadas.

Can I still use pork fat to season my dishes?

Pork fat is high in calories and saturated fat. Use leaner cuts of pork instead and trim all of the visible fat. Lean pork will add the desired flavor to rice dishes, sancochos, and pasteles.

Coconut / Spanish: Coco

When green, the coconut flesh is white, tender, delicate, and almost gelatinous. The coconut water, not to be confused with coconut milk or coconut cream, is found canned in the ethnic sections of many supermarkets in the United States. Coconut water is a thirst-quenching beverage thoroughly appreciated when ice cold. Coconut water has no saturated fat. Nevertheless it does contain calories and carbohydrates, so budget accordingly.

The more mature coconut has a thicker and tougher flesh that can be scooped out from the dark brown hairy shell with a knife. This white coconut flesh is then grated and mixed with water. The water acquires a milk-like consistency and is separated from the flesh with cheesecloth. This is what Caribbeans refer to as coconut milk. With modern technology, the grating

and separation methods have been replaced by a food processor or the purchase of canned coconut milk.

Sweetened coconut milk is the key ingredient to piña coladas and coquito, the traditional Puerto Rican answer to eggnog. Fresh coconut is also found in multiple coconut desserts and coconut ice cream.

There is no way to beat around the bush here: Coconut milk and coconut cream will not win a nutrition award, but they are used extensively in Caribbean cooking. Coconut milk is used in fish and rice dishes, not to mention "melt in your mouth" desserts such as velvety flan de coco and majarete.

Coconut products are delicious, and I cannot think of any lower-calorie substitutes, nor would I want to. I like to preserve the integrity of certain dishes. My only advice is to use a little less than you normally would in your traditional dishes and enjoy coconut milk on special occasions. When you know you are going to indulge in a coconut-laden food, think of other fatty foods that you can skip in that meal. For example, if your meal includes majarete, skip the butter on the bread, skip the gravy, and leave the cuero (skin) of the pernil (pork shoulder) in the serving tray. I know it is a tough task, but you will smile when your doctor gives you the results of your next cholesterol test.

Coconut Milk
Serving size: 1/3 cup
Calories: 184
Total Fat: 19 g
Saturated Fat: 17 g
Cholesterol: 0 mg
Total Carbohydrates: 4 g

Coconut Cream
Serving size: 1/3 cup
Calories: 190
Total Fat: 17 g
Saturated Fat: 16 g
Cholesterol: 0 mg
Total Carbohydrates: 8 g

Fat "Facts": True or False?

Olive oil has fewer calories than lard (manteca).

False. The amount of calories is roughly the same: 125 calories per tablespoon. However, lard has more saturated fat than olive oil. Diets very high in saturated fats increase cardiovascular risk.

Light olive oil has fewer calories than regular olive oil.

False. Light olive oil is only light in color, not in calories. Compare the labels. Light olive oil and regular olive oil have the same number of calories. Light olive oil also has a milder flavor than regular olive oil.

Because olive oil is healthy, I don't have to measure the amount I use.

False. Olive oil still has 125 calories per tablespoon. Use too much of it every day and you will eventually gain weight. For most people with diabetes, excess weight makes blood glucose management more difficult.

I should have no saturated fat in my diet.

False. If your intake of fat for the day is 60 grams, you should not have more than 20 grams of saturated fat. If we are not careful, the amount of saturated fat in our diet can start to increase. If we consistently add saturated fats, then we get into trouble. Because most of us do not run around with a calculator, pen, and paper, we are not going to add up all the saturated fats in the foods we eat and stop at the 20-gram mark. So dietitians simplify the message by saying, "Limit saturated fats, which are found in butter, mayonnaise, and lard. Instead, use olive, canola, and peanut oils."

Protein

On average, you need 5 to 6 ounces of meat or meat substitutes in one day. Note, that's not in one meal but in one day. Most people in the United States consume more protein than they need.

Protein from animal sources (meat, milk) contains saturated fat and has no fiber. I usually recommend no more than two servings of red meat per week, and less if you have a serious heart problem. Instead of red meat, eat leaner cuts of chicken and turkey (breast without skin), and more fish,

which has heart-healthy fats.

If you frown at the thought of chicken breast because it is "so dry," then consider a compromise of dark meat with no skin and leave the chicken breast for dishes like pollo fricassee or pollo guisado (chicken stew).

Here are some tips to help you with your protein choices:
- Go lean. Trim all visible fat from beef, pork, chicken, turkey.
- Go for quality. Eat fatty fish rather than meat.
- Go moderate. This is a subjective term. A "moderate" piece of chicken to me looks and feels like "starvation" to my husband.

Beans

Love and marriage go together like a horse and carriage, and so do rice and beans. In the Caribbean cuisine, rice and beans have lived happily for centuries. Whether dressed in red, pink, or black, beans accessorize rice and make a palatable fashion statement.

Beans are a nutrition force. They have protein, fiber, and no saturated fat. Among other vital nutrients, they provide magnesium, an indispensable mineral that can help manage blood pressure and contribute to a healthy heart.

Unfortunately, most Hispanic plates have mountains of rice, with either a small amount of beans or simply el caldito de habichuelas (bean sauce). My advice: Make a molehill out of the mountain when it comes to the rice on your plate and enjoy more beans, not just the caldito.

How Much?

Most women need 5 to 6 ounces of protein a day; men need about 6 ounces of protein foods a day. These amounts are *per day* and not *per meal*. So your budgeted amount of 6 ounces needs to be spread throughout the day. I say "most

women" and "most men," but to know what amount you need, consult with a dietitian to obtain an individualized meal plan. Ask your doctor or health plan for a referral.

Remember:

- A 3-ounce serving of meat is about the size of a deck of cards or about the size of a woman's palm.
- Try to divide your protein servings throughout the day.

Carbohydrate

WHEN I ASK MY HISPANIC PATIENTS WHICH FOODS raise their blood glucose levels the most, they often name juice, some fruits, some starches, and certainly most sweets and desserts. When I ask whether high-quality foods such as oatmeal raise blood glucose levels, I encounter looks of uncertainty.

At a recent class, I held up two slices of bread: whole wheat and white. I asked participants which one would affect blood glucose levels, the white or whole wheat. Over half of the group said white, one or two people said both, and the rest remained silent. I received the same responses when I held up one glass of whole milk and one glass of skim milk and when I held a glass of orange juice and a glass of grape-fruit juice.

The perception is that whole wheat, skim milk, and grapefruit juice are healthier foods and that they won't raise blood glucose levels. The truth is that all of the choices have carbohydrate and will raise blood glucose levels.

Carbohydrate is a general term for starches (almidones) and sugars. In addition to adding calories, carbohydrate contributes directly to blood glucose. Both sugars and starches are quickly broken down into glucose, which passes into your bloodstream.

Insulin, a hormone that is made in your pancreas, helps move glucose from your bloodstream into your cells. Before you developed diabetes, your body produced as much insulin as you needed. If you ate a small meal, it produced a little. If you ate a meal with a lot of carbohydrate, your body quickly produced a lot of insulin to take care of the glucose.

But now you have diabetes. In type 2 diabetes, your body resists the action of insulin, so your body needs to produce more than usual to move the glucose into your cells. Meanwhile, your pancreas doesn't react as quickly as it did before you developed diabetes, and it might not produce a lot of insulin on demand. So a major goal of diabetes meal planning is to limit the amount of carbohydrate you consume at any one time. You don't want to eat more carbohydrate than your body can handle.

Counting Carbs

Your dietitian will probably teach you some version of carbohydrate counting. You'll learn how much carbohydrate is in your favorite foods and how much carb you can eat at one meal and still keep your blood glucose levels in the healthy range.

You may prefer to count grams of carbohydrate. Or you may want to count carbohydrate choices, with one carb choice equal to about 15 grams of carb.

How much carb do you need? We are unique individuals with unique needs. Your abuelita and you probably do not need the same amount of carbohydrates in a meal. It depends on your

- age
- height and weight
- physical activity

- medications
- blood glucose levels

On average, women need 3 or 4 carbohydrate choices at each meal (45–60 grams), while men need 4 or 5 carbohydrate choices (60–75 grams) at each meal. If you snack, 15–30 grams of carbohydrate foods is normally acceptable in one day.

These numbers are guidelines. Some people will need less carbohydrate in one meal and a little more in another. Consult with your certified diabetes educator or dietitian to determine the right number for you.

Become a Carbohydrate Budget Expert

Let's say I give you $10 for food shopping. The fruits catch your eye. Each mango is $2, a papaya is $4, and a bag of genips is $3. So what are your choices if you have $10 to spend?

- 5 mangoes, or
- 2 papayas and 1 mango, or
- 2 bags of genips and one papaya

The correct answer is that any one of the choices will add up to $10. Carbohydrate budgeting is very similar. But in this case, you need to know how much carbohydrate you need for each meal (your total budget), and then you need to know how many carbohydrates are in the foods that you are going to eat. You mix and match your foods in any combination while keeping close to your carbohydrate budget.

Let's say that your dietitian tells you to have 3 carb choices at dinner (remember: each carb choice is about 15 grams). You feel like having rice, beans, tostones, and pork chops. Your first step is to identify which foods have carbohydrates. Rice, beans, and tostones are carbohydrate foods. Don't count the pork chop. A pork chop is a protein food and doesn't have carbohydrate.

Rice: 1/3 cup cooked = 1 carb choice
   (Tip: Measure rice *after* it is cooked!)
Beans: 1/2 cup cooked = 1 carb choice
Plantain: 1/3 small plantain = 1 carb choice

If you would rather count carbohydrates, remember that one carb choice equals 15 grams of carbohydrate. So if you eat the foods mentioned in the example above, you will have consumed 45 grams of carbohydrate.

So there it is: A small serving of each food is 1 carb choice. If your budget is for 4 carb choices (60 grams of carbohydrates), you can choose to double up on the rice, the beans, *or* the tostones (but not all three!). The choice is yours.

Carbohydrate Foods

Grains

Some common grains are rice (including concón or pegao), breads (panes) and crackers, and hot and cold cereals (oatmeal and farina; corn flakes, etc.).

1 Carb Choice (15 grams) = 1/3 cup cooked rice
1/2 cup cooked cereal
1/2 cup cold cereal
1 slice bread

Frequently Asked Questions

I've heard that some types of rice are better for people with diabetes because they don't raise blood glucose levels too high. Is that true?

You are probably referring to the glycemic index of foods. The glycemic index shows how much a particular food raises blood glucose levels. Glucose is assigned the highest score, 100. The lower the number, the less the blood glucose rises. A GI of 70 is high, a GI of 56–69 is medium, and a GI of 55 is low.

The glycemic index is a useful tool, since it may be helpful to know more than just the total amount of carbohydrates eaten in a meal. However, choosing low GI carbohydrates regardless

of nutrient value and total carbohydrates consumed may not be an effective way to manage your blood glucose levels.

Although the glycemic index is widely used in Europe, Australia, and New Zealand, it is not used widely in the United States.

Glycemic Values of Rice

Converted, white	38
Long-grain, white	44
Brown	55
Basmati	58
Arborio	69
Short-grain, white	72
Instant, white	87
Wild rice	87
Glutinous (sticky)	98

Converted white rice has a lower glycemic index than short-grain white rice. Although using converted white rice in your dishes may give you a certain advantage in managing your blood glucose levels, don't forget to count your carbohydrates. Low glycemic foods are neither carbohydrate- nor calorie-free.

I eat diet bread and diet rice. Do I still have to limit portions?

Let me clarify: Whole-wheat bread is not diet bread. It is made with the entire grain; it has more fiber and more minerals, such as magnesium and other B-vitamins; and it is preferred over white bread. But it still has calories and carbohydrates.

Many Hispanics are now eating more brown rice. Like whole-wheat bread, brown rice has more fiber than white rice, but it is still a source of calories and carbohydrates. Continue eating whole-wheat bread and brown rice, but remember that they are neither calorie- nor carbohydrate-free.

Beans and Peas

The foods in this group include red kidney beans, pink beans, and pigeon peas (guandules).

1 Carb Choice (15 grams) = 1/2 cup cooked beans

Starchy Vegetables: Viandas, Vivéres

Starchy vegetables include: potatoes; boniato, chayote squash, cassava, manioc, ñame, breadfruit, malanga, and calabaza (local pumpkin); and plantains (green/yellow), plantain flour, green bananas, green banana flour, taniers (yautia).

1 Carb Choice (15 grams) = 1/2 cup potatoes
1/2 cup corn
1/2 cup plantain

For more information on fruits and vegetables, see the next chapter, "Fruits and Vegetables of the Caribbean."

Fruits

Fruits may be fresh, frozen, or canned. Frozen fruit pulp and fruit juice are also included in this category.

1 Carb Choice (15 grams) = 1 small or medium
piece of fruit
1/2 cup fresh, frozen, or
canned fruit (canned
fruit should be packed
in juice, not syrup)
1/2 cup fruit juice
(for some juices, 1/3
cup is 1 carb choice)
1/4 cup dried fruit

My patients often shy away from fruit because of a simple premise: Fruits have sugar and will raise blood glucose levels. Yes, fruits have carbohydrate, which the body will convert into sugar (glucose). But fruits also have vitamins, minerals, and fiber. With the help of your diabetes educator and dietitian, determine how many servings of fruit you can have in one day and still keep your blood glucose levels as close to normal as possible.

Here are some hints to keep in mind when selecting fruit:

- Eat fresh fruit instead of juice. Whole fruit has fiber—take advantage of it!

- Select small fruits. A small apple weighs about 4 ounces. When shopping, use the scale in the produce department to find an apple that weighs 4 ounces. Use that apple as your guide to purchase others of similar size. Try this with other fruits.

- If you want to have juice, measure it carefully. You may think you are drinking 4 ounces when you are really drinking 8 ounces. Four ounces is a half cup. Measure a few times until you get used to that amount.

- If selecting canned fruits (soursop, star fruit, papaya), remember that fruits canned in heavy syrup will have a higher carbohydrate content. Read the label on the package.

- Frozen fruit pulp is a good alternative because it usually contains no added sugar. Remember to read the food label and check the portion size. Some companies use 1 tablespoon as the serving size, while others use 1/4 cup as the serving size.

- When using frozen fruit pulp to make batidos, such as batido de mamey or tamarindo, read the label carefully to determine amount of carbohydrate. One tablespoon of frozen pulp can range from 10 to 25 grams of carbohydrate. Use water or evaporated fat-free milk, and don't forget to add the carbohydrate in milk to your total.

Frequently Asked Questions

Is it true that grapefruit cuts fat and doesn't have much sugar?

No fruit will help a person lose fat. As boring as the message sounds, to burn fat we must increase physical activity and reduce the amount of calories consumed. Grapefruit is an excellent source of vitamin C and potassium, but it also has carbohydrates. Grapefruit can be used in your meal plan. Don't forget that a half grapefruit contains about 15 grams of carbohydrate (1 carb choice).

I heard that mangoes have a lot of sugar. Should I avoid them?

Half of a small mango contains about 15 grams of carbohydrate and equals 1 carb choice. But most people eat the entire mango—30 grams of carbohydrate for a small one and 45 to 50 grams of carbohydrate for a medium or large mango. Most meal plans allow about 45 grams of carbohydrate per meal, so eating a whole medium or large mango will use up your entire carbohydrate allowance.

Milk

When I teach nutrition, I always get a few surprised faces when I mention that dairy foods contain carbohydrates. Most people use dairy in their coffees, cereal, and other dishes without even thinking that their carbohydrate bill is adding up. They avoid juice but are unaware of milk's properties.

The other misconception is that skim milk and low-fat milk have less carbohydrate than regular milk. Low-fat milk (1%) and nonfat milk contain the same amount of carbohydrate as regular milk (12 grams per cup). What changes is the amount of *fat* in the milk, not the amount of carbohydrate. Sweetened condensed milk has more carbohydrates because of the added sugar.

People with diabetes are at risk for heart disease, so cutting back on saturated fat is advised. Use low-fat or nonfat

evaporated milk instead of regular evaporated milk. Try it the next time you prepare batidos or even flan.

Here are some heart-healthy tips:

- Use low-fat or nonfat dairy products.
- Remember to count milk and yogurt as carbohydrate choices.
- If milk causes gas, diarrhea, or stomach upset, consider using lactose-reduced milk or purchase lactase enzyme tablets and take them when eating or drinking dairy foods.

1 Carb Choice (15 grams) = 1 cup of whole milk, low-fat milk, fat-free milk, or buttermilk
1/2 cup evaporated milk
3/4 cup fat-free, plain yogurt

Frequently Asked Questions

If I have diabetes, can I still use sweetened condensed milk?

Sweetened condensed milk is usually used when preparing flan and other sweet treats. Sweetened condensed milk is high in fat (because it's made with whole milk), high in carbohydrate (it includes the carb from the milk plus the carb from the added sugar), and high in calories. Use it sparingly and rarely.

Using low-fat sweetened condensed milk is better (less saturated and total fat), but remember that it is still high in carbohydrate. Reserve desserts made with low-fat sweetened condensed milk for special occasions, and eat small portions.

What about coconut milk?

Coconut milk (leche de coco) is not a dairy product. Leche de coco is a thick liquid extracted from fresh grated coconut that is used in desserts, fish, and rice dishes. Coconut milk does

not have any cholesterol, but it is high in saturated fat. One cup of coconut milk has 552 calories, 13 grams of carbohydrate, 57 grams of total fat, and 51 grams of saturated fat.

Sweets and Desserts

It's not hard to think of the sweets and desserts that we enjoy:
- cakes or bizcochos, tembleque, majarete, flan, arroz con dulce
- preserves and jellies made from guava or papaya
- coconut milk
- torrejas, buñuelos, puddings

When I ask my patients about desserts, their responses fall into two categories: either they deny even having impure "dessert thoughts," much less eating dessert, or they bow their heads, avert their glances, and confess to "cheating." I assure my patients that the purpose of my inquiries is to help them create a realistic and enjoyable meal plan, not to judge them or give them a food-infraction ticket. Some sigh with relief, but others remained reticent.

Let's face it: Desserts pose a challenge for many people with diabetes. So what is the solution? Can you still enjoy majarete, flan, bizcocho, tres leches, natilla, and other delicacies?

Yes! But remember that most desserts are expensive carbohydrate choices. For example, a slice of tres leches cake can have as much as 75 grams of carbohydrate per serving. If your budget for the meal is 45 grams, clearly even if you only had the cake and nothing else you would still be 30 grams over budget. The best practice is to share your cake and eat it, too. However, if you feel that a small piece is nothing but a tease and not worth your trouble (para comer ese poquito, mejor no como nada) or that it will cause you to overeat, then skip it. With half a slice, your carbohydrate count falls to 38 grams, and that puts you back within your 45-gram budget. Since you'll only have 7 grams left for dinner, you'll have to choose

your dinner menu carefully. Your best bet: a slice of lechón asado without fat (roast pork) or chicken with salad.

Try these healthy tips for desserts:
- Keep it small: three or four small bites are probably enough.
- Serve high-calorie desserts only once or twice a month or for special occasions.
- Get in the habit of selecting better options, such as fruit desserts, to satisfy your sweet tooth.
- Think of your favorite desserts and consider ways to make them healthier. For example, you can make a flan that is lower in fat and carb without sacrificing taste.

Healthy Ingredient Substitutions

Instead of:	Use:
Evaporated milk	Nonfat evaporated milk
Sweetened condensed milk	Low-fat sweetened condensed milk
Sugar	Sucralose. Or use half the sugar plus a sugar substitute such as Sucralose, aspartame, or saccharin. Check the packages of these products for cooking and baking information.

Sweet Drinks

Here are some of the sweet drinks you may enjoy. If you have diabetes, you may think they are out of your reach forever. With careful planning, a few substitutions, and smaller servings, you may be able to budget them into your meal plan.
- Ponche (a drink with raw eggs; use pasteurized eggs)
- Coquito (similar to eggnog) is high in calories, carbohydrates, and fat. For example, 4 ounces of coquito has 299 calories, 9 grams of fat, and 20 grams of carbohydrate. This is clearly an "expensive" drink in the calorie,

fat, and carbohydrate departments. If you drink coquito during the holiday season, use low-fat evaporated milk or a very small cup or reduce the amount of other carbohydrate foods during the meal.

- Malta (a malted beverage) contains fewer calories, carbohydrate, and fat than coquito. A 12-ounce serving has 133 calories, 29 grams of carbohydrate (2 carb choices), and less than 1 gram of fat. Contrary to popular belief, malta is not a good source of iron. Drink malta occasionally and choose a 6-ounce serving instead of a 12-ounce serving and include the amount of carbohydrate in your meal plan.
- Mabi (mavi; a tropical beverage made from the bark of the tropical tree) is a source of both calories and carbohydrates. A 12-ounce serving of a mabi drink contains 148 calories and 38 grams of carbohydrate (2 1/2 carb choices). If your carbohydrate budget per meal is 45 grams, drinking a 12-ounce serving of mabi means that you should not eat many more carbohydrate foods.
- Batidas (shakes made with frozen fruit pulp sold in supermarkets) and oatmeal drinks can provide good sources of vitamins and minerals. Use fat-free or low-fat milk and sweeten them with a sugar substitute to reduce the calories, carbohydrate, and fats.
- Fruit-flavored drinks such as Tang or Sunny Delight are not 100% fruit juice. They are orange juice drinks. An 8-ounce glass of Tang has 31 grams of carbohydrates (2 carb choices). An 8-ounce glass of Sunny Delight has 27 grams of carbohydrate (2 carb choices). An 8-ounce glass of unsweetened orange juice has 25 grams of carbohydrate. Tip: Stick to 100% fruit juice and have 4 ounces. Or add seltzer water to your juice. An 8-ounce drink with half juice and half seltzer water will have half the carbohydrate of 8 ounces of juice.
- Fruit nectars (néctar de fruta) contain fruit pulp and added sugar, so they are high in carbohydrates. They don't count as fruit juice but as a dessert drink. Tip: Stick to fruit juices. Nectars are usually higher in calories and

carbohydrates than regular juices. For example, an 8-ounce glass of sweetened passion fruit juice has about 33 grams of carbohydrate. An 8-ounce glass of passion fruit nectar has 45 grams of carbohydrate. If you make your own, you can add a sugar-free substitute for fewer calories and carbohydrates.

- Piraguas (shaved ice cones with syrup such as tamarind, raspberry, pineapple, coconut, or dulce de leche) are a great summer treat! However, the syrups are loaded with carbohydrates, so enjoy piraguas only occasionally. You can make a lower calorie and carbohydrate version of your favorite piragua by preparing your own juice with frozen fruit pulp and a sugar substitute and then freezing it. Put the frozen fruit in a blender for a few seconds and *listo!* (ready!).

Frequently Asked Questions

Can I still use sugar in my café con leche?

Yes. One teaspoon of sugar has 4 grams of carbohydrate. Include it in your carbohydrate budget. If you prefer to use your carbohydrates in other meals, use sugar substitutes such as Splenda, Sweet'N Low, and Equal. They are calorie- and carbohydrate-free.

What about sugar cane?

Sugar cane also contains carbohydrate. A stick of sugar cane contains about 40 calories and about 10 grams of carbohydrate

Is it true that eating too much sugar leads to diabetes?

Overloading the body with too much added sugar (from sodas, candy, and flavored drinks) adds excess calories and very few nutrients. We know that consuming too many calories increases the risk of obesity, and obesity is one of the risk factors of pre-diabetes and type 2 diabetes.

Mind Your P's and Q's

P is for Portion

One of my patients discovered that papaya (lechosa, fruta bomba) was high in vitamin A and highly nutritious. She made sure that she ate copious amounts of papaya every single day. Another patient of mine read that kiwi fruit had more vitamin C than an orange, so she went on a kiwi frenzy. When testing their blood glucose levels, both women were surprised when their numbers were consistently higher than expected. They were shocked to hear that although these fruits were generous contributors of vitamins and minerals, they were equally generous in contributing carbohydrates, thus affecting blood glucose levels.

All carbohydrates have calories and affect blood glucose levels, so you'll want to limit portion sizes even if something is "good for you." I'll say it again: Size does matter.

Q is for Quality

Just as there are good and bad fats, some carbs are better for you than others. Healthy carbs such as fruit have fiber and naturally occurring vitamins and minerals. Other carbs, including breads made with white flour and sweets with added sugar, have little or no fiber and may not contain any vitamins or minerals.

Select high-quality carbs, such as whole grains, beans, vegetables, and fruits, and avoid low-quality foods, such as sodas, donuts, fruit-flavored drinks, and cakes.

One of my patients became a portion control specialist; nevertheless, she still had problems choosing better quality products. She had grown up eating cornflakes for breakfast and assumed she was having a pretty high quality cereal. After we discussed the importance of fiber, whole-grain cereals, and sodium, she switched to oatmeal when she

wanted hot cereal and bran flakes when she wanted cold cereal.

In one of my diabetes classes, I brought a container of orange juice and a can of regular soda. After pouring equal amounts of the beverages into glasses, I asked, "Which beverage has more carbohydrate?" When I said that the soda and orange juice contained similar amounts of calories and carbohydrates, some of the participants expressed disbelief, while others smirked as if to say, "I knew she was tricking us." Nevertheless, when I asked which beverage contained more vitamins and minerals, "Orange juice" was their unanimous reply. Lesson learned: quality does count.

Many Good Foods Have Carbohydrates

Another of my patients said she did not eat carrots. "I stay away from carrots," she told me firmly. "They are loaded with sugar." However, my patient had no problem eating "one cookie" at lunch every day. When I asked her which food contained more carbohydrate, the cookie or the carrot, she replied, "I make my cookies with oatmeal. Oatmeal is good for lowering cholesterol, and I don't use sugar. I use a sugar substitute."

Sometimes, information gets twisted, and people come to their own conclusions. Or correct information gets mixed with incorrect information. Let's examine the assumptions and the facts:

"Carrots are loaded with sugar."
One cup of sliced cooked carrots has 12 grams of carbohydrate and 5 grams of fiber. Let's compare carrots to other foods. One cup of chopped cooked broccoli and one cup of asparagus both have 8 grams of carb. One cup of cooked spinach has 7 grams of carb. One 4-ounce apple has 15 grams of carb. (The next time you are in a supermarket, weigh an apple. You may be surprised to find that an innocent-looking apple can weigh as much as 10 ounces.) One medium

pear has 25 grams of carb. One cup of cooked rice has 45 grams of carb.

Although carrots are higher in carbohydrate than some other vegetables, when you compare them to other foods, they are not going to break the carb bank. A cup of carrots (people usually eat less than one cup) will only set you back 7 grams of carbs. Yes, you count it as 7 grams instead of 12, because when a food has 5 or more grams of fiber, you can subtract the amount of fiber from the total carbohydrate. The amount that is left—in this case 7 grams—is the amount of carbohydrate that will affect your blood glucose levels. In addition, carrots add vitamin A and fiber to your diet.

"I don't use sugar. I use a sugar substitute."

Using a sugar substitute reduces the amount of carbohydrate in your recipe. However, other ingredients may have carbs. In the cookie recipe, the oats and flour contain carbs. When you use a sugar substitute you eliminate the carb coming from sugar, but you are not eliminating the carb that comes from oats and flour.

"I make my cookies with oatmeal. Oatmeal is good for lowering cholesterol."

Remember that many foods that are good for you have carbohydrates. "Healthy" does not mean "zero carbs." When I calculated the carb content of my patient's cookies, the amount was 38 grams per cookie. My patient had a 55-gram carb allowance for lunch. After learning the amount of carb per cookie (she was very surprised) and comparing it to another type of cookie, she decided to have her oatmeal cookie only once or twice per week. On the other days, she will have a tea biscuit that has only 5 grams of carb per cookie. On those days, she can also eat carrots.

Fruits and Vegetables of the Caribbean

THE SPARKLING WATERS OF THE CARIBBEAN SEA soothe the body, and fruits from the Caribbean soothe the soul. From mouth-watering mangoes to silky mamey sapotes, an array of Caribbean fruits appears in every meal. Guava, exploding with vitamin C, can appear fresh, in fruit juice, or as a jelly paste accompanied by white cheese. Soursop or guanábana can be enjoyed served fresh, mixed with milk as in a fruit smoothie, or as a frozen treat.

Not only are tropical fruits luscious, they are nutritious as well:

- Deep and vibrant colors tell you you're getting antioxidants and phytochemicals.
- Yellow and orange fruits are rich in vitamin C, carotenoids, and bioflavonoids. Many are being studied for their health properties, including mangoes, mamey sapote, papaya (lechosa), passion fruit, and starfruit.
- Red fruits, such as watermelons, guavas, acerolas,

and tomatoes, are rich in lycopene and anthocyanins, which are touted for their anti-cancer properties.

For more information about the nutritional value of these fruits, see the table, "Nutritional Values of Common Caribbean Fruits."

Increasingly, these fruits are available in the United States, and not only in immigrant communities. Non-Latinos who travel to the Caribbean want to enjoy the same fruits when they get home, and many people now buy these foods at their regular grocer.

Many of the same fruits and vegetables are used throughout the Caribbean but are known by different names in different countries (see the table, "Fruits of the Caribbean"). We'll alphabetize here according to the English name and then give the Spanish names.

Nutritional Values of Common Caribbean Fruits

Name	Spanish name	Serving size (weight/ grams)	Calories	Carb (g)	Fiber (g)	Comments	Exchanges/ Carb choices/ Carb grams
Apple Banana	guineo, guineo manzano, platanito manzano	1 fruit (73 g)	65	17	2	good source of potassium; excellent source of vitamin C	1 fruit/1 carb choice/15 g carb
Custard Apple	anona, anón	1/2 cup cubes (70 g)	70	18	2	good source of potassium; excellent source of vitamin C	1 fruit/1 carb choice/15 g carb
Golden apple, otaheite apple, ambarella	jobos de la India, hevi	1 cup (225 g of edible fruit)	72	16	5	Good source of fiber, iron, vitamin C, potassium	1 fruit/1 carb choice/11 g carb

Name	Spanish name	Serving size (weight/ grams)	Calories	Carb (g)	Fiber (g)	Comments	Exchanges/ Carb choices/ Carb grams
Guava	guayaba	1/2 cup (83 g)	55	12	4	good source of potassium, vitamin A; excellent source of vitamin C	1 fruit/1 carb choice/15 g carb
Lime	limón, limón agrío, limón dulce	1 lime (2"diameter; about 80 g as purchased) (67 g)	20	7	2	excellent source of vitamin C	1/2 fruit/ 1/2 carb choice/ 7 g carb
Mamey	mamey, mamey sapote	1 cup (124 g)	65	16	4	excellent source of vitamin C	1 fruit/ 1 carb choice/ 15 g carb
Orangelo	chironja	1/2 large (155 g)	60	15	3	excellent source of vitamin C	1 fruit/1 carb choice/ 15 g carb
Papaya	lechosa, papaya, lechoza, fruta bomba	1 cup cubes (140 g)	55	14	2	good source of potassium; excellent source of vitamins A/C	1 fruit1 carb choice/ 15 g carb
Passion Fruit	parcha, chinola, granadilla	1/4 cup (59 g)	60	14	6	good source of iron, potassium; excellent source of vitamins A/C	1 fruit/1 carb choice/ 15 g carb
Sapodilla	níspero, zapote	1/3 cup pulp (80 g)	70	16	4	excellent source of vitamin C	1 fruit/1 carb choice/ 15 g carb
Soursop	guanábana	1/3 cup pulp (75 g)	50	13	2	good source of potassium; excellent source of vitamin C	1 fruit/1 carb choice/ 15 gcarb
Spanish Lime	genip, kenip, guenip	1/2 cup (95 g)	55	19	1	good source of vitamin A carb	1 fruit/1 carb choice/ 15 g carb

Name	Spanish name	Serving size (weight/ grams)	Calories	Carb (g)	Fiber (g)	Comments	Exchanges/ Carb choices/ Carb grams
Star Apple	caimito, anon, chirimoya	1/3 cup pulp (80 g)	55	12	1	excellent source of vitamin C	1 fruit/1 carb choice/15 g carb
Starfruit	carambola, chirimoya	1-1/2 cups cubes (198 g)	60	13	6	excellent source of vitamin C	1 fruit/1 carb choice/15 g carb
Tamarind	tamarindo	1 tablespoon (7.5 g)	20	5	0.4	—	free food
West Indian Cherry	acerolas	2 cups (196 g)	60	15	2	excellent source of vitamins A/C	1 fruit/1 carb choice/15 g carb

Fruits of the Caribbean and Their Spanish Names

Fruit	Commonly known as	Puerto Rico	Dominican Republic	Cuba
Apple Banana	guineo	guineo manzano		platanito manzano
Avocado	aguacate			
Baby Banana		guineo niño		
Banana	guineo			
Cantaloupe	melón			plátano/guineo
Cherry		cereza	cherri (said with a Dominican accent)	cereza
Custard Apple		anón	anona	anón
Golden apple, otaheite apple, ambarella	jobos de la India, hevi			
Gooseberry		grosella, otaheite	cerezo	cerezo
Grapefruit		toronja	greifrú toronja	toronja
Guava	guayaba			
Lemon	limón	limón dulce		
Lime		limón agrio	limón	limón
Loquat			níspero	
Mamey		mamey sapote	mamey	mamey sapote
Mango		mango	mango	mango

Fruit	Commonly known as	Puerto Rico	Dominican Republic	Cuba
Orange		china	china	naranja
Orangelo		chironja	(Not used)	(Not used)
Papaya		lechosa, papaya	lechosa, lechoza	fruta bomba
Passion Fruit		parcha	chinola, granadilla	parcha
Pineapple	piña			
Sapodilla		níspero	níspero	níspero, zapote
Sour Orange	naranja agria			
Soursop	guanábana			
Spanish Lime	genip, kenip, guenip	quenepa	limoncillo	mamoncillo
Star Apple		caimito	chirimoya	anón, chirimoya
Starfruit		carambola	chirimoya	chirimoya
Sugarcane	caña de azúcar			
Tamarind (Indian dates)	tamarindo			
Watermelon	sandía	sandía melón de agua	sandía	sandía
West Indian Cherry	acerolas			

Note: 1 ounce = 28 grams

Fruits

Apple Banana

Spanish: guineo manzano

This fruit is a small, rather plump banana with a slightly acid flavor resembling an apple. My patients with diabetes complain about having to cut their bananas in half, because the leftover banana turns brown and often gets discarded. The smaller guineo manzano is a perfect solution.

Custard Apple

Puerto Rico and Cuba: anón
Dominican Republic: anona

Custard apples come from a subtropical deciduous tree belonging to the Annonaceae family. This family contains over 2,000 members spread throughout the world. Custard apples are a good source of vitamin C and dietary fiber. They also provide vitamin B6, magnesium, and potassium.

Golden Apple

Spanish: hevi, jobos de la India

This kiwi-shaped fruit has a thin skin that turns yellow when ripe. The sweet, though acidic pulp is wrapped around a large spiny center.

Guava

Spanish: guayaba

Guavas have a tantalizing scent, shifting from musk when unripe to flowery sweet when ripe. The guava is an egg-shaped fruit that tastes of honey, melon, and strawberries. Guavas are traditionally used for jellies and preserves. They are an excellent source of vitamin C. Frozen guava pulp, which is available in many supermarkets, is used to make batidas (shakes). Guavas are now more accessible than ever. I have found guavas in the produce department in major supermarket chains.

Lime

Puerto Rico: limón agrio
Dominican Republic and Cuba: limón

Lime is widely used in Dominican cuisine, especially to marinate meats. Lime is referred to as limón, which could cause confusion among non-Spanish speakers since the

translation of lemon is also limón. When visiting a Spanish Caribbean restaurant, if you ask the waiter for "lemon," don't be surprised to find a small plate with lime wedges on your table.

Mamey

Puerto Rico and Cuba: mamey sapote
Dominican Republic: mamey

Mamey sapote (sah-PO-tay) has become increasingly popular in America, especially among Cuban Americans. Mamey sapote is a large, football-shaped fruit. The outer brown skin has a rough texture that resembles both peach fuzz and sandpaper. The flesh is either creamy pink or salmon-orange. In the middle is a large, avocado-like pit.

Mamey sapote has a flavor that has been described as a combination of sweet potato and honey with a hint of marzipan. In North America, mamey sapote is sold as a frozen pulp and is found in the frozen section of the supermarket. It is normally served as a shake (batida) mixed with whole milk.

Healthy Tips

- Mamey is an excellent source of vitamin A.
- Mix it with nonfat plain yogurt and nonfat or 1% milk for a nutritious shake.

Orangelo

Puerto Rico: chironja

The chironja's productivity makes it popular with Puerto Rican growers. More colorful, sweeter, and easier to peel than the grapefruit, this fruit is also in demand in Puerto Rican markets.

Papaya

Puerto Rico: lechosa, papaya
Dominican Republic: lechosa, lechoza
Cuba: fruta bomba
(In Cuba, *papaya* is a crude term for female genitalia.)

I can still remember picking up papayas from a tree in the backyard of my house in Cartagena, Colombia. Papayas were normally picked when not quite ripe and then were allowed to ripen on our kitchen table. Mom would slice salmon-colored, velvety thick slices and serve them for breakfast. I would spoon out the black seeds, remove the flesh from its delicate yellowish-green thin skin, and delight my taste buds. Papaya is now found in most supermarkets, and I am glad. It is a nutrient powerhouse with tantalizing flavor. I say to mis amigos, dive in and enjoy a slice. It is a great quality food. One cup of cubed papaya, a decent amount, is only about 14 grams of carbohydrate. Dried papaya contains more carbohydrates, so enjoy the fresh one!

Passion Fruit

Puerto Rico and Cuba: parcha
Dominican Republic: chinola, granadilla

Passion fruit is easy to prepare. Just cut it in half lengthwise, scoop out the seedy pulp with a spoon, and squeeze the pulp through cheesecloth or press through a strainer to remove the seeds. The resulting rich juice, which has been called a natural concentrate, can be sweetened and then diluted with water or other juices (especially orange or pineapple) to make cold drinks. Passion fruit juice can be boiled down to a syrup and used in making sauce, gelatin desserts, candy, ice cream, sherbet, cake icing, and cake filling. The seeded pulp is made into jelly or is combined with pineapple or tomato to make jam. Goya makes passion fruit nectars. Because of the added sugar, nectars are higher in carbohydrate than juice. Passion fruit pulp can be found in the frozen section of supermarkets.

Healthy Tips

- Passion fruit is usually mixed with water and sugar. Consider using a non-caloric sweetener instead of sugar to reduce the carb content.
- If you decide to use sugar, then count 4 grams of carbohydrate for every teaspoon of sugar added.

Sapodilla

Spanish: níspero

This sweet tropical fruit has a flavor similar to maple sugar. It has a honey-blond to reddish flesh and thin, brown, leathery skin. The thin black seeds must be removed for eating.

Sapodilla may be eaten by hand or in fruit salads and drinks. Its pulp can be found in Latin markets in the frozen section. It is used to make batidas (shakes).

Originally, the chicle, or sap, of the sapodilla was boiled down to make chewing gum. In Spanish, *chicle* is gum.

Allow sapodillas to ripen at room temperature until soft and then refrigerate.

Sapodillas are low in calories, high in potassium and vitamin C, and are a good source of fiber.

Soursop

Spanish: guanábana

In Puerto Rico, the wide range of forms and types of soursops are roughly divided into three classifications: sweet, subacid, and acid. These three categories can then be subdivided into round, heart-shaped, oblong or angular. Finally, soursop can also be classified according to flesh consistency, which varies from soft and juicy to firm and comparatively dry. The University of Puerto Rico's Agricultural Experiment Station at one time cataloged 14 different types of soursops in an area between Aibonito and Coamo. Refreshing soursop drinks, such as carato in Puerto Rico, are made throughout the tropics.

In the Dominican Republic, soursop is made into custard, and the pulp is cooked in sugar syrup with cinnamon and lemon peel to make a rich dessert. Soursop ice cream is commonly frozen in ice-cube trays in warm countries.

In the United States, you will find it very difficult to purchase fresh soursop. However, you will find the frozen pulp and canned soursop in heavy syrup. Needless to say, your best bet is using the frozen pulp.

Spanish Lime

Also known as genip, kenip, guenips
Puerto Rico: kenepa
Dominican Republic: limoncillo
Cuba: mamoncillo

Genips ripen from July to September, appearing like bunches of large, green grapes. These are cut and peddled widely along roadsides and streets.

The round fruit measures a little over 1 inch in length, but an occasional tree bears fruit twice this size, and often there are two pits (gemelos) in one genip. Inside the tight, thin skin, which is easily cracked by the teeth, is a thin layer of sweet-tart yellow pulp surrounding a large, round, white seed.

About half of the genip is edible. For eating out-of-hand, tear open the rind at the stem end and squeeze the pulp-coated seed into your mouth. Suck the juice from the pulp until there is nothing left but the fiber and the white pit.

The juice of the genip stains clothes, so be careful. Overly eager genip lovers may find their teeth highly sensitive after a genip feast.

Star Apple

Puerto Rico: caimito
Dominican Republic: cherimoya
Cuba: anón, chirimoya

The skin and rind are inedible. When opening a star apple,

do not allow any of the bitter latex of the skin to contact the edible flesh. The ripe fruit, preferably chilled, may be cut in half and the flesh spooned out, leaving the seeds and core.

Starfruit

Puerto Rico: carambola
Dominican Republic and Cuba: chirimoya
Starfruit is normally eaten fresh and out of the hand. The pulp does not store well, and the fruit is only available fresh. Its juice has a mild, sweet, slightly acidic flavor and is used in many commercial juice drinks. When cut, slices of the fruit have a star shape and often adorn salads and other dishes.

Sugarcane

Spanish: caña de azúcar
Sugarcane is a type of grass that is enjoyed by the young and old in the Caribbean. The name caña de azúcar elicits a sweet and longing smile in many Latin faces. Caña de azúcar aficionados chew the long, thick, green and brownish stalks with "gusto y sabor," extracting its delicious sweet nectar. The sweet nectar is used in drinks and to sweeten foods. Alcoholic beverages are made from fermented sugarcane. Although it is not considered a fruit, street vendors in the United States sell long stalks of sugarcane in vegetable and fruit stands in Latin neighborhoods. You can find sugarcane sticks dancing and swaying freely in a sea of *mojito*, a popular Cuban beverage made of simple sugar, rum, and mint leaves.

Tamarind

Spanish: tamarindo
Tamarinds, also called Indian dates, are bean-shaped dark brown pods. They taste like a combination of apricots, dates, and lemons and have a prune-like consistency and side effect—excess tamarind produces loose stools.

If you think you've never tasted this exotic fruit, guess again. Tamarind is the "secret" ingredient in Worcestershire sauce. Tamarind pods are about five inches long, bumpy, and brittle. Crack open a pod and you will find a dark, date-like pulp surrounding small seeds. The sour-sweet tamarind is used to flavor chutneys and curries. Tamarinds are available fresh, as packaged pulp with and without sugar, and as frozen pulp. Caribbeans use tamarind to make tamarind juice (mixed with water and sugar), and it is also found in sweets.

Healthy Tips

- New York grocery stores and supermarkets sell sweet tamarind imported from Thailand. This Far East tamarind is far sweeter and higher in calories and carbohydrates than its tart Caribbean counterpart.
- Use a sugar substitute when making tamarind juice.

West Indian Cherry

Spanish: acerolas

West Indian cherries can be eaten raw. For dessert, they are delicious when stewed with sugar to modify the acidity. The inedible seeds are removed.

Vegetables

Caribbean Hispanics incorporate vegetables into their cooking as flavor enhancers. Tomatoes, cilantro, coriander, peppers, and onions are appetizingly mixed and added to beans, stews, and soups. Watercress, lettuce, and avocado drizzled with olive oil and lemon juice are common side dishes in Caribbean cuisine. Okra and eggplant are often used, and they are added to stews and mixed with fish and other meats. Starchy vegetables dominate Caribbean cuisine. Boniato, a favorite Cuban staple, cassava, Caribbean yams, and taro are

added to sancochos (thick hearty soups) or are eaten as a starch.

Starchy Vegetables

Starchy vegetables are known as viandas in Puerto Rico and Cuba. They are called víveres in the Dominican Republic. See the table below, "Nutritional Values of Common Starchy Caribbean Vegetables," for nutritional information.

Banana, Green

Spanish: Guineos verdes
Puerto Ricans and Dominicans use green bananas in many dishes alongside other root vegetables. Green bananas are boiled and served with onions and olive oil as a side dish. A green banana is considered a starch; a ripe banana is considered a fruit.

Breadfruit

Spanish: panapén
Breadfruit looks like a melon with bumpy green skin. Although a fruit, breadfruit is cooked and eaten as a vegetable; it is never eaten raw. Its taste varies with its state of ripeness. When all green, it is like a raw potato. Cooked when partially ripe, breadfruit has the consistency of a sticky plantain. When fully ripe, it can be made into a custard-like dish. Breadfruit is sporadically available. Puerto Ricans use breadfruit in addition to other starches such as rice.

Healthy Tips

- Breadfruit is a good source of potassium, vitamin C, and magnesium.
- Use in small portions.

Caribbean Sweet Potato

Puerto Rico and Dominican Republic: batata
Cuba: boniato

Boniato, a Cuban favorite, is an irregularly shaped tuber with patchy purplish skin. Unlike our sweet potato, the boniato's flesh is creamy yellow with a subtle taste of roasted chestnuts. Its flesh is drier and fluffier than our sweet potato. Good in flans and muffins, boniatos are also good baked, boiled, fried, steamed, roasted, or pureed.

Caribbean Yam

Spanish: ñame

Depending on the country, the term *yam* is used to embrace many tubers, including the sweet potato, which has no relation to the true yam.

Ñame is an excellent source of potassium, with twice the amount found in a medium-sized banana. It is also a good source of vitamin C and B6, and it contains some magnesium.

Ñame is high in starch and contains an enzyme, alpha amylase, that converts starches to sugars as the tuber matures, is stored, or is heated. When boiled or steamed, it emits an unexpected odor of bacon and eggs. Turning dry and fluffy, the starch melts in the mouth and is much softer and lighter than other yams. The flavor suggests a slightly sweet, smoky baking potato but with a firmer and drier texture.

Christophine, Chocho

Puerto Rico: chayote or chayota
Dominican Republic: tayota
Cuba: chayote

This light green, pear-shaped fruit has a single, flat, edible seed. The fruit may weigh as much as 3 pounds, but most often weighs 6 to 12 ounces.

Chayote (chi-YO-teh) is often used as a vegetable—

creamed, buttered, fried, stuffed, baked, frittered, boiled, mashed, and pickled. Chayote slices can be sautéed, seasoned with herbs, and served as a quick and delicious side dish. The flavor of chayote has been described as a medley of cucumber, summer squash, and turnip.

Healthy Tips

- Chayote is lower in carbohydrate than rice.
- Use chayote as a starch in your meals instead of rice.

Malanga

Also known as dasheen

Malanga is as popular in the tropics as the potato is in the United States. It is often confused with taro because it is similar in size and shape.

Malanga has an unusual flavor, which has been compared to the musty earthiness of black walnuts. The texture of cooked malanga is surprisingly smooth, like cooked black beans combined with boiled new potatoes.

Malanga comes in three basic shapes: curved, yam-like, or club-shaped. It is available year-round.

Caribbeans cook malanga with other starchy vegetables such as taro, cassava, and plantains. It is found in soups, boiled, and served with or without oil. One cup of cooked malanga is a very good source of potassium and a good source of magnesium.

Plantain

Spanish: plátano

Although botanically a fruit, most Latinos categorize plantains alongside other starchy vegetables and not in the fruit category. After the inedible skin is removed, plantains are boiled, baked, or fried in vegetable oil.

Plantains are cooked green or ripe (plátano verde or plá-

tano maduro). A favorite Dominican breakfast is boiled mashed green plantains (mangú).

Unripe plantains are over 80% starch. As the plantain ripens, sugar increases from less than 2% to 17%.

Many people think that a food that tastes sweet will raise blood glucose levels more than a food that isn't sweet. Plantains, whether green or yellow, have carbohydrate and will raise blood glucose levels.

Healthy Tips

- One-third of a small plantain has about 15 grams of carbohydrate.
- Plantains are an excellent source of potassium and a good source of vitamin C.

Pumpkin

Puerto Rico: calabaza
Dominican Republic: ahuyama or auyama
Cuba: calabaza

Calabaza (kah-lah-BAH-sah) is a large squash popular in the Caribbean and Latin America. It also is known as the West Indian pumpkin. Skin color can vary from green to tan to sunset-orange. The round calabaza ranges from the size of a cantaloupe to that of a watermelon. Its flesh is carrot-orange, sweet, succulent, and fine-grained. Caribbeans use calabaza to season beans and soups; it is often boiled and served with other viandas.

Healthy Tips

- Calabaza is an excellent source of beta-carotene, the plant form of vitamin A.
- It is lower in calories and carbohydrate than yuca or rice. One cup of pumpkin is 1 carb choice or 15 grams of carbohydrate.

Taro Root

Also known as tanier, dasheen
Spanish: yautía; also known as malanga

Taro root is an Old World tuber. Its flesh, which can vary from white to yellow to pale pink, turns mauve-gray or violet when cooked. The taste has been likened to a combination of artichoke heart and boiled chestnuts. There are two varieties. The most common one, the dasheen, is about the size of a turnip and has a shaggy brown skin covered with distinct rings. The other variety is called eddo.

Taro roots are available year-round. Do not eat taro raw. The brown skin is not eaten. Taro is included in soups, stews, and is mixed with fish.

Healthy Tips

- For a change of pace, serve taro instead of rice.
- While one cup of cooked rice contains about 45 grams of carbohydrate (3 carb choices), one cup of taro contains 38 grams of carb (2 1/2 carb choices).

Yuca

Spanish: cassava, yuca, manioc

Yuca (YOO-kah) is a prime crop of tropical and subtropical countries. Yuca has two main varieties: bitter and sweet. Bitter yuca is poisonous unless cooked. Sweet yuca is dense, soft, fibrous, and starchy. It is sweet and chewy.

Fresh yuca is available year-round. Roots are 8 to 12 inches long and have a brown, bark-like peel that is removed before cooking. Yuca can be served boiled or fried.

When yuca is dried and ground, it becomes tapioca. Ground yuca is used to make empanadas (patties filled with meat) and pasteles (similar to tamales).

A hearty Dominican breakfast of boiled yuca with sliced

onions is the second starch of choice after boiled mashed green plantains (mangú).

Healthy Tips

- Yuca is a high-carbohydrate, starchy root.
- Use in small portions.

Nutritional Values of Common Starchy Caribbean Vegetables

Name	Spanish name	Serving size (weight/ grams)	Calories	Carb (g)	Fiber (g)	Comments	Exchanges/ Carb choices/ Carb grams
Banana, green, cooked	guineos verdes	1/2 cup cubed (75 g)	65	17	2	good source of potassium, vitamin C	1 starch
Bread-fruit, cooked	panapén	1/4 cup small cubes (63 g)	70	19	3	good source of potassium; excellent source of vitamin C	1 starch
Carib-bean Sweet Potato, cooked	batata, boniato	1/3 cup pieces (44 g)	60	15	2	good source of potassium; excellent source of vitamin C	1 starch
Carib-bean Yam, cooked	ñame	1/2 cup (70 g)	80	19	3	excellent source of potassium, vitamin C	1 starch
Christo-phine, cooked	chocho, chayote, tayota	1/2 cup (1" pieces) (80 g)	20	4	2	good source of vitamin C	1 vegetable
Malanga, cooked	malanga, dasheen	1/3 cup pieces (47 g)	70	16	2	good source of phosphorus; excellent source of potassium	1 starch

Name	Spanish name	Serving size (weight/ grams)	Calories	Carb (g)	Fiber (g)	Comments	Exchanges/ Carb choices/ Carb grams
Plantain, green or ripe, boiled	plátano	1 small (152 g)	176	47	4	good source of potassium, magnesium	3 starch
Pumpkin, cooked	calabaza, ahuyama, auyama	1 cup small cubes (205 g)	70	16	6	good source of iron, vitamin C; excellent source of vitamin A	1 starch
Taro Root, cooked	tanier, dasheen, yautia, malanga	1/3 cup slices (44 g)	60	15	2	good source of phosphorus, potassium, vitamin C	1 starch
Yuca, cooked	cassava, yuca, manioc	1/3 cup (44 g)	70	17	1	excellent source of potassium, vitamin C	1 starch

Nonstarchy Vegetables

Nonstarchy vegetables are known as vegetales in Puerto Rico and the Dominican Republic and as verduras in Cuba, although Hispanics often do not eat them in copious amounts. Nonstarchy vegetables are mainly used as seasonings, such as sofritos and recaítos.

But these vegetables deserve some respect! They are carbohydrate bargains and can make your carbohydrate budget go a long way. Per serving (1/2 cup cooked or 1 cup raw), most vegetables do not even have 5 grams of carbohydrate, and they are full of vitamins and fiber. Here are some tips for adding vegetables to your meals:

- Try adding cilantro, parsley, peppers, onions, tomatoes, okra, string beans, eggplant, or carrots to your favorite rice and meat dishes.
- Salads are a great way to eat your vegetables. Be adventurous and add power-rich vegetables such as watercress or baby spinach tossed with romaine lettuce. Shredding

vegetables such as carrots and zucchini adds color, flair, and a distinct taste to your salads. Think vibrant and rich colors, and most likely you will add more nutrients as well.

- Asopaos and sancochos welcome different vegetables. Don't limit yourself to sancocho viandas/víveres. Welcome scallions, celery, parsley, carrots, and cauliflower. When my brother refused to eat any vegetable other than lettuce and tomato, I added leafy greens to sancochos and then pureed them in a blender and returned the thick concoction to the broth. It added taste, and he did not even notice they were there. One of my favorite soups, tripe (mondongo), has added carrots and chopped celery.

- One of the easiest and most palatable ways to eat more vegetables is to add them to the stewed meats that Caribbeans prepare with such gusto. Try stewed goat, chicken, and beef with chunks of carrots, peppers, tomatoes, and onions. Instead of white rice, try adding cauliflower, chopped spinach, or a vegetable confetti such as diced carrots, string beans, chopped red pepper, and shredded cabbage.

Some Nonstarchy Vegetables and Their Spanish Names

Nonstarchy Vegetables	Commonly known as	Puerto Rico	Dominican Republic	Cuba
Beet	remolacha			
Carrot	zanahoria			
Collard Greens				berzas
Lettuce	lechuga			
Okra	molondrón			quimbombó
Onions	cebolla			
Pepper	pimiento, ají			ají cachucha (small red and green peppers)

Nonstarchy Vegetables	Commonly known as	Puerto Rico	Dominican Republic	Cuba
Spinach	espinaca			
String Bean	vainita			habichuelas tiernas
Tomato	tomato			
Turnip				nabo

Cuisines of the Caribbean

Puerto Rican Cuisine

PUERTO RICAN CUISINE BEGINS with the Taíno and Arawak Indians. Yuca (cassava), peppers, and corn are Taíno staples. In 1493, Ponce de León arrived with Columbus. The Spaniards brought new ingredients, such as garlic, cilantro, and olives, and added beef, pork, rice, wheat, and olive oil to the island's foodstuffs. Cocoa was brought to Puerto Rico from Mexico from the Spanish trade.

Soon after, the Spanish began planting sugarcane. They also imported African slaves, who greatly influenced the Puerto Rican kitchen, introducing plantains, coconuts, codfish (bacalao), okra, taro (known in Puerto Rico as yautía), and their favorite method of cooking, frying. The mingling of the flavors resulted in the exotic and delectable blend of food and spices that constitute today's Puerto Rican cuisine.

Rice: The Shining Star

Rice is the foundation of Puerto Rican cuisine. Turning out the perfect pot of rice—tender, with every grain separate—is the measure of culinary excellence.

Long-grain is the rice of choice among Puerto Ricans. Long-grain is the least starchy rice, and it cooks up dry and fluffy with separate grains. The preferred brands are Carolina, Goya, Canilla, Iberia, and Conchita. Hispanics/Latinos customarily buy rice in 20-pound bags.

Rice is cooked with oil, usually corn oil. There are two varieties of rice: arroz blanco (white rice) and arroz amarillo (yellow rice). Culantro and achiote, either homemade or a commercial product, are added to the rice to make it yellow.

Rice is usually cooked in a caldero—a heavy cast-iron or aluminum pot with a round bottom, straight sides, and two handles. Calderos darken with use, like a well-seasoned wok. As the rice cooks, it sticks to the bottom of the caldero, yielding a thick, crispy, chewy crust at the bottom. This coveted rice crust is called pegao. A nonstick pan will not yield pegao. Cooking pegao is an art, and not all cooks are skilled in this art.

Rice accompanies beans, or I should say, rice is bathed with bean sauce (caldo de habichuelas) and a few beans. Rice and beans are staples of Puerto Rican cuisine.

Rice is also used in soupy Puerto Rican stews also known as asopaos. The asopaos are made with short-grain rice, and they are often accompanied by fish or chicken. Asopaos are a great way to incorporate many different vegetables into your meal.

Here are some ways to make rice a healthier part of your meal:

- Use canola or olive oil in rice.
- Use less oil when cooking rice. Cutting back 25% of the oil will not affect the taste.
- Most commercial preparations of culantro and achiote contain monosodium glutamate (MSG), and/or they are high in sodium. Check the label.

Frequently Asked Questions

I love rice. I cannot even imagine life without rice. What can I do now?

Having diabetes does not mean you must eliminate rice from your meals. It means, "I can have rice, but it is not going to be half of the caldero." It means, "I can have one to two cucharadas (serving spoons), and I am going to add other foods that are lower in carbohydrate, such as salads, to my plate."

If I eat only one or two cucharadas de arroz I am going to be hungry.
Reducing foods that you love is difficult. Here are some tips:
- Start the meal with a vegetable soup or just the "caldo" (broth).
- Mix vegetables with your rice. "Como todo entra por los ojos/vista." Adding more vegetables allows you to eat a larger portion that's also more appealing to the eye—not to mention the stomach.
- In place of rice, use lower carbohydrate viandas such as malanga and chayote.
- Include salads with your meals.

Plantain / Plátano

Plantains are the second staple of Puerto Rican cuisine. Ripe plantains are sliced and fried. Green plantains are boiled, fried (twice), and often stuffed with ground beef, pork, or chicken. Some common plantain dishes include
- Tostones: green plantain, twice fried.
- Maduros: ripe, yellow plantain, sliced, and then fried or baked. Ripe sweet plantain can be baked with or without skin.
- Mofongo: mashed green plantains with added pork cracklings and sauce.
- Arañitas: shredded, fried plantains.
- Pastelón de plátano: Puerto Rican shepherd's pie; mashed sweet plantain is used instead of mashed potatoes.

To make plantains a healthier food choice, remember these tips:

- When cooking pastelón, boil the plantain instead of frying it.
- Tostones will absorb less oil if the oil is very hot but not smoking. Place the cooked plantain on paper towels to absorb the oil.
- To balance the amount of fat in your meal when you eat tostones, make your other food choices very low in fat. For example, select baked chicken (remove the fat and skin) and a tossed salad with a lemon dressing.
- Use vegetable or chicken stock instead of pork fat when preparing mofongo. This reduces the amount of saturated fat.
- When preparing ripe yellow plantains, bake them instead of frying.
- When you do fry, use canola oil instead of vegetable oil. Canola oil is better for your heart.
- A small plantain still has about 45 grams of carbohydrates (3 carb choices) so budget accordingly

---

Mofongo

Yield: 16 small mofongos
Serving Size: 4 balls
Total Servings: 4
Prep Time: 5 minutes
Cook Time: 25 minutes

Mofongo is very popular among Puerto Ricans. It is a must-have dish.

Mofongo is versatile. Depending on the restaurant, it may come filled and oozing with shrimp, crabmeat, lobster, or cheese. Picture a volcano (the mofongo) and the lava (the shrimp or lobster filling).

First-timers often find mofongo somewhat heavy. You'll soon change your mind. I am Colombian and we don't have mofongo, but I love mofongo. When I go to Puerto Rico, I always go to La Casa del Mofongo.

Traditional mofongo is high in saturated fat. This version is much healthier.

    2   medium plantains
    3   cups water
1/4   tsp salt
    2   medium cloves garlic
    2   teaspoons olive oil
    4   ounces extra lean ham, chopped fine

1. Peel plantains.

2. Bring water to a boil and add salt.

3. Cut each plantain crosswise into 12 slices. Boil in salted water for 18 minutes or until soft.

4. While plantains are cooking, mash garlic with a mortar and pestle or garlic press. (Chopping is also an option.) Sauté garlic in olive oil over low heat until translucent, about 2 minutes. Add chopped ham. Mix well and cook for 1 minute. Remove from heat

5. Remove the plantains and drain well in a colander. Do not discard the water. Transfer plantains to a bowl. With a potato masher, mash the plantains. Add 6 tablespoons of hot water to the mashed plantains. You can add more water until you have a soft consistency. Add the garlic-ham mixture to the plantain. Mix well. Shape into balls and serve immediately.

Exchanges
1 Starch
1 Lean Meat

Calories 122
Calories from Fat 35
Total Fat 4 g
Saturated Fat 0.9 g
Trans Fat 0.0 g
Cholesterol 15 mg
Sodium 460 mg
Total Carbohydrate 17 g
Dietary Fiber 1 g
Sugars 8 g
Protein 6 g

Sofrito

Sofrito is a combination of herbs and spices that swathes every pot of beans and every stew. Puerto Ricans use cilantro and culantro, two dark green leafy plants that mix harmoniously with garlic and sweet peppers, to coat foods with flavor. Sofrito is a wonderful way to season foods with minimal calories.

Sofrito Criollo

Yield: 3 cups
Serving Size: 1/4 cup
Total Servings: 12
Prep Time: 15 minutes

Sofrito is often the first aroma to greet you when you enter a Puerto Rican kitchen. Sofrito is a mixture of seasonings, cilantro, and culantro (also known as recao). It is widely used in rice, stews, and soups.

Culantro is an herb indigenous to continental tropical America and the West Indies. Although widely used in dishes throughout the Caribbean, Latin America, and the Far East, culantro is relatively unknown in the United States and many other parts of the world and is often mistaken and misnamed for its close relatives cilantro and coriander. Some of its common names, which are descriptive of the plant, include spiny or serrated coriander, shado beni and bhandhania (Trinidad and Tobago), chadron benee (Dominica), coulante (Haiti), recao (Puerto Rico), and fit weed (Guyana).

Culantro and cilantro look different but the leaf aromas are similar, though culantro is more pungent. Because of the aroma similarity, the leaves are used interchangeably in many food preparations and are the major reason for the misnaming of one herb for the other. Culantro is mostly associated with the cooking style of Puerto Rico, but recipes common to all Latin countries are enhanced with culantro.

Sofrito is also available in jars and frozen, and these work fine in recipes. But they don't have the fresh, natural taste of this sofrito.

    1 large onion
    2 large green peppers
    3 cloves garlic
    3 sweet peppers
      (tiny sweet peppers commonly used in Caribbean cuisine)
    3 sprigs culantro (recao)
    6 sprigs cilantro
1/2 teaspoon dried oregano
    3 tablespoons canola or olive oil with achiote
1 1/2 teaspoons white wine vinegar

1. Grind and mix all of the ingredients and refrigerate until needed. For
   better results, use a food processor, pulsating to avoid liquefying the
   ingredients.

Exchanges

1 Vegetable
1/2 Fat

Calories 47
Calories from Fat 31
Total Fat 3 g
Saturated Fat 0.3 g
Trans Fat 0.0 g
Cholesterol 0 mg
Sodium 3 mg
Total Carbohydrate 4 g
Dietary Fiber 1 g
Sugars 2 g
Protein 1 g

Dominican Culinary Experience

The history of the Dominican Republic includes influences
from both France and Spain. Dominican cooking is unpre-
tentious yet savory. Dishes are well seasoned with sofrito
but not spicy. Most meats are marinated with vinegar before cooking and are highly seasoned. Root vegetables are
widely used. Unlike Puerto Rican cuisine, there is less frying and more slow cooking.

Rice and beans are ubiquitous in Dominican cuisine, and rice is normally piled high on the plate. Dominicans prefer short-grained shiny white rice cooked with salt and oil. Favorite beans include roman beans, red kidney beans, white beans, and pink beans. Beans are stewed with tomato paste, cilantro, onions, garlic, oil, and sometimes pork.

Popular Dominican dishes include

- Arroz moro: a mixture of rice and beans or rice and pigeon peas.
- Locrio: a combination of rice and meat, chicken, or fish.
- La Bandera: "The Flag" is a typical Dominican lunch of rice, beans, and meat.
- Con-Cón: rice that sticks to the bottom of the pan (known as pegao in Puerto Rico).

To make a healthier locrio, use more vegetables than rice. Nonstarchy vegetables have less carbohydrate than rice, so you'll be able to eat more!

Cereals and Flour Products

Oatmeal is widely used in Dominican homes. It is eaten hot, with evaporated milk instead of regular milk. Jugo de avena (Dominican oatmeal juice) is made of freshly squeezed orange juice and liquefied uncooked oats and water. (The Puerto Rican counterpart, "refresco de avena," does not contain juice.) Cold cereals are less used, with the exception of corn flakes. As Dominicans spend more time in the United States, they eat more cold cereals. Some Latinos refer to all cold cereals as "cornflakes" or "Cheerios."

Dominican breads are mostly made of enriched wheat flour, rice flour, cornstarch (maizena), or corn flour. Pan de agua (water bread or bread roll) is usually made with enriched wheat flour.

Dominicans eat pasta, with spaghetti being one of the favorite types. Another popular flour product is arepitas de maiz (corn fritters). They are made with corn flour, sugar,

milk, and salt and are fried.

Starchy Vegetables

Víveres (known in Puerto Rico as viandas) contain carbohydrate, so portion control is key. On average, 1/2 cup of víveres yields 15 grams of carbohydrate or one carbohydrate choice. See the chapter on fruits and vegetables for more details. Here are some healthy tips for cooking and eating starchy vegetables:

- Boiling or baking víveres is a healthier cooking method than frying.
- When frying, use canola oil.
- Limit fried foods to no more than once per week.

Plantain

If I had to pick one food beyond rice and beans that embodies the essence of Dominican cooking, it is the plantain. Plantains are adored in all Caribbean nations, and rightfully so because of its many cooking methods. When green, plantains can be boiled and then mashed. A typical Dominican breakfast would be orphaned without mangú (mashed green plantains similar to mashed potatoes), which is used in place of bread or cereal. No self-respecting mangú is served without queso frito (fried cheese) and/or salami. The cheese is white and doesn't melt when fried. Tostones, twice-fried green plantains, are often served as a side dish. Sweet, or yellow, plantains are fried and also served as a side dish. Pastelón, a Hispanic lasagna, uses sliced fried sweet plantains instead of pasta.

Yuca

Yuca is one of the favorite starchy vegetables in Dominican cuisine. Some popular dishes are

- Arepitas de yuca: a mixture of grated cassava, eggs, but-

ter or margarine, milk, and anisette, shaped like a small tortilla and fried.
- Boiled yuca: yuca accompanied by either garlic sauce or boiled onions, another favorite breakfast starch.
- Casabe: grated yuca, shaped like a flat bread.
- Fried yuca: yuca first boiled and then fried.
- Pastelón de yuca: A shepherd's pie look-alike that uses mashed yuca instead of mashed potato.

Tayota

Known as chayote in Puerto Rico and Cuba, tayota is served in soups (sancocho or salcocho) and prepared with eggs.

Pastelón

Pastelón is "Latin lasagna." Layers of starches and ground beef are topped with grated cheese and then baked. The starch may be cassava, potatoes, spaghetti, plantains, rice, or corn flour. Eggplant is sometimes used in place of a starch. To make your pastelón meals healthier, try these suggestions:
- If using plantains, boil them instead of frying them.
- If frying, cut the oil in half.
- Select leaner cuts of meat, such as those ending in "loin," or use ground lean turkey or mix ground beef and turkey.
- Use low-fat shredded cheese.
- Add more vegetables to the mixture.
- Rely on cilantro, garlic, onions, recao, and other spices for flavor instead of salt.
- Keep portions small.

Frequently Asked Question

Does eating fried foods raise blood glucose levels?

No, fats such as oils do not raise glucose levels. But frying adds a lot of fat and, therefore, calories to the food. Excess weight makes your body more insulin resistant.

Try to eat fried foods no more than once a week. Instead of having tostones, boil the plantain. I enjoy tostones without deep frying and without sacrificing "el buen sabor" (great taste). I use very little oil, and after cooking, I pat them with paper towels to reduce the amount of fat. Boil yuca instead of frying it, or use the same method I use for tostones.

Protein Foods

Meats

Meats that may be high in fat include beef, pork, pernil (pork shoulder), chuletas (pork chops), oxtail, and goat. Bacon, chicharrón (a sinfully crunchy slice of pork with fatback), and pork fat back are also favorites.

Choose healthier alternatives whenever possible:
- Beef cuts that end in "loin," such as tenderloin and sirloin, are usually lower in fat.
- Beef tripe (mondongo) is low in fat.
- When using high-fat meats such as oxtails, remove all visible fat. Prepare the foods and refrigerate them overnight. The next day, remove all the fat and reheat.

Some processed, high-fat meats found in the Dominican diet are
- Kipe or quipe: fried meat patties made of ground beef, seasonings, and bulgur wheat.
- Morcilla: blood sausage.
- Cold cuts: salchichón (salami), mortadela (bologna), jamon, and jamoneta (ham). Salchichón is high in sodium and fat. Eat small portions and eat only occasionally.
- Chorizo: beef and/or pork sausage.

Poultry

Lower fat poultry choices are white-meat turkey and chicken without the skin.

Seafood and Fish

Shrimp, codfish, crabmeat, king fish, lambí (conch), arenque (herring), and pica pica (sardines) are found in Dominican dishes.
- Lower-fat choices are codfish, king fish, and conch.
- Pica pica and arenque are rich in omega-3, a healthy fat that can protect your heart. Eat them often.
- Dry salted codfish is high in sodium. Soak it thoroughly or use fresh codfish to reduce the amount of sodium.

Eggs

Egg whites are the best choice to lower the fat and calories in egg dishes.

Cheese

Keep these tips in mind when serving or eating cheese:
- One serving (one ounce) of cheese is the size of a domino (ficha de dominó).
- White cheese (queso blanco, queso para freír) is lower in fat than queso amarillo or queso de papa (Cheddar, edam, gouda).
- When frying cheese, use oil spray. Use a light amount of cornstarch to coat the cheese.
- Use low-fat cream cheese instead of regular.

Oils and Fats

Oils and fats often used in Dominican cooking include corn oil (sometimes called "Mazola"), vegetable oil (aceite vegetal, soja, or soya), olive oil, margarine, butter, mayonnaise, avocados, nuts, and salad dressings.

- Canola, olive, and peanut oil are the best choices.
- Oil is better for you than solid fats, but it should still be used in moderation. Frying tostones in as little as 1/4 cup of oil can yield the same crunchy and savory tostones as deep-frying them. The same applies to queso frito (fried cheese) and yuca.
- Use low-fat mayonnaise.

Beverages

Fruit Drinks

Among the many popular Dominican fruit drinks are
- Morirsoñando: a delectable drink made of equal parts of orange juice and evaporated milk. The literal translation of *morirsoñando* is "to die dreaming."
- Batidos de fruta: frozen fruit such as mango, mamey, or lechosa mixed with evaporated milk, sugar, and vanilla extract.
- Ponche: a beverage made from raw eggs, sugar, milk
- Ginger tea: used to remedy stomach ailments as well as a traditional Christmas beverage.

For healthier drinks, use low-fat evaporated milk, 1%, or fat-free milk when making batidos or morirsoñando. Use pasteurized eggs when making ponche.

Alcoholic Beverages

Dominican drinks containing alcohol include
- Mabí: a fermented drink made from the bark of the mabí tree. An 8-ounce glass of mabí contains about 25 grams of carbohydrate.
- Malta: a brewed beverage made from water, barley malt, corn sugar, corn, and hops. When drinking malta, check the carbohydrate content, which varies depending on the brand.

Desserts

It's hard to resist these tasty Dominican favorites:
- Habichuelas con dulce (sweet red beans): a well-liked dessert made of red beans, coconut milk, sweet potatoes, evaporated milk, raisins, sugar, and cinnamon. Often served during Easter.
- Casabe: a bread made with cassava flour (yuca) that is traditionally eaten with habichuelas con dulce.
- Arepa: similar to cornbread. Made with corn flour (harina de maíz), evaporated milk, coconut milk, sugar, cinnamon, and raisins.
- Maíz caquiao: a dessert made with creamed corn, evaporated milk, cinnamon, and sugar.
- Pastel Dominicano: traditional Dominican cake usually filled with guava or pineapple filling. It is spectacular!

Enjoy these treats sparingly, and try these tips to make them healthier:
- Use evaporated skim milk instead of evaporated whole milk.
- Read the labels to find the carb content of the corn flour and other ingredients.
- Using a no-calorie sweetener will help lower the calories and carbohydrates.

Son Cubano/The Cuban Beat

Cuban cuisine has been influenced by Spanish, French, Arabic, African, Portuguese, and Chinese cooking. Yes, Chinese. When I arrived in Jackson Heights, New York, and went to my first Chinese restaurant, I experienced "Chino Cubano" (Cuban Chinese). Instead of a spring roll, I was offered fried rice with maduros (fried sweet plantains). Picadillo (ground beef) and ropa vieja (shredded beef) proudly shared equal menu space with egg foo young and lo mein.

But Cuban food is more than that. Cubans who arrived in the United States in the 1950s and 1960s had to improvise when they were not able to find native ingredients. Some changes were made: instead of lard and olive oil, vegetable oil was used in some dishes. Now, canola oil is used more often, for health reasons. More recently, Cuban cuisine in general has undergone a makeover as Cuban Americans embrace a healthier lifestyle while still maintaining "gusto."

Rice still claims residential rights on every Cuban plate. Black beans are rice's better half and eternal companion.

Starches in the Cuban Pantry

Breads and Cereals

Common starches in Cuban cuisine include
- Pan dulce or pan suave: sweet bread. Used in medianoche sandwich.
- Tostadas: white toasted bread.
- Rice: regular long grain and Valencia-type short grain.
- Oatmeal, corn meal, wheat flour, corn starch (maizena).

Starchy Vegetables

Among the starchy vegetables are malanga, boniato (a

"sweet potato" not to be confused with the orange North American type), green and yellow plantains, plátano tipo burro o plátano macho (a wider type of plantain used to make twice-fried plantains or tostones), potatoes, corn, peas (chícharos, petit pois), cassava, calabaza (squash), chayote, and ñame. Yuca (cassava) and malanga are available in cans.

Legumes

Frijoles negros (black beans), garbanzos (chickpeas), red kidney beans, judías blancas (great Northern beans), and cassava are frequently featured in Cuban dishes.

Mixed Dishes with Carbohydrate

These hearty traditional Cuban dishes contain a variety of carbohydrates, often combined with meat or other protein sources:

- Sandwich Cubano/ medianoche: made with sugar-cured ham, pork roast, and Swiss cheese.
- Plantain soup: made with beef round and pulverized plantain chips or plantain flour.
- Arroz con pollo (rice with chicken), congrí (rice with kidney beans), moros y cristianos (rice with black beans).
- Cuban empanadas: meat patties.
- Ajiaco soup: stew with pork and root vegetables such as boniato, cassava, calabaza, malanga, corn.
- Tamales: cornmeal dough filled with ground beef, raisins, vegetables, and spices.
- Cuban split pea soup.
- Sopa de frijoles colorados (red kidney bean soup).
- Sopa de plátano maduro: ripe plantain soup. Includes chicken stock.
- Caldo gallego: Galician soup.
- Chicharritas/maraquitas: very thin sliced fried green plantains.

- Muñeta: Mashed navy beans with combined with pork, sausage (chorizo), tomatoes, and spices and then fried.
- Paella: rice dish with chicken, chorizo (sausage), and seafood.

Protein Foods

Protein is found in abundance in Cuban dishes including pork, chorizo, salchichón (salami), morcilla (blood sausage), ham, lacón (ham hock), chicken, codfish, bonito (tuna), sardines, shrimp, lobster, pargo (red snapper), cherna (grouper), mussels, octopus, squid, palomilla (top sirloin, thinly sliced), rabo de res (beef tail), falda (flank steak), bola (heel of round), hígado (liver), eggs, and queso blanco (white cheese).

Mixed Dishes with Protein Foods

- Picadillo: Cuban Sloppy Joe containing ground beef with seasonings.
- Tasajo: Reconstituted dried beef mixed with seasonings.
- Ropa vieja (literal translation = old clothes): shredded beef with tomatoes, onions, garlic, and peppers.
- Vaca frita (literal translation = fried cow): slow-cooked beef roast that is then sliced and sautéed with sliced peppers, onions, garlic, and spices.
- Tortilla: Not the traditional Mexican cornmeal or wheat flat bread but an egg omelette.

Frequently Asked Questions

Is pork bad for people with diabetes?
It depends on the quality. The leanest cuts of pork are pork loin. A high-fat cut is pork rib. Select the leanest cuts in most of your dishes to reduce the calories, cholesterol, and saturated fat.

What about beef? Which cuts are best?

In the Cuban kitchen, the leanest cuts are palomilla, bola, and falda. Rabo and hígado as well as cold cuts such as salchichón y chorizo are usually higher in cholesterol, calories, and fat.

When preparing picadillo, select the leanest cuts of beef such as sirloin, round, and top loin. If available, select the cut of meat and take it to the butcher to be ground. Ropa vieja and tasajo contain less fat.

Can I still use manteca (lard)?

You can often substitute healthier fats for manteca without sacrificing taste. Reduce the amount of manteca gradually and do taste tests with your friends and family until you find a combination of manteca and oil that works. If you still use manteca, serve small portions of these foods and only serve them on special occasions.

Herbs and Spices

Herbs and spices are wonderful non-caloric ways to enhance the flavor of foods. A word of caution: Watch the sodium in adobo, bouillon cubes, olives and capers in brine, sazón, and sazón con culantro y achiote.

- Cilantro
- Bay leaves, oregano
- Cumin, saffron
- Vinegar
- Garlic. Mojo is a garlic marinade usually served over yuca and tostones (twice-fried plantains).
- Naranja agria marinade (sour orange marinade): for chicken, beef and turkey
- Anise seed
- Bijol: annato yellow for color and seasoning
- Annato seed, achiote: red coloring
- Vanilla extract
- Chimichurri: delicious dressing for meat and poultry

- Cinnamon, nutmeg, cloves
- Mejorama (marjoram), romero (rosemary), tomillo (thyme)
- Sazón: blend of spices such as coriander, garlic, onions, and sodium
- Adobo: blend of spices and sodium
- Bouillon cubes: ham, chicken, vegetable, shrimp, and beef
- Olives and capers in brine

Beverages

- Malta: a non-alcoholic beverage made from unfermented wort with molasses or sugar cane; originally used as a remedy
- Guarapo: brown sugar (sugar cane) and water
- Cawy sodas: sandía (watermelon), lemon-lime, materva (made of yerba mate), jupiña (pineapple soda), iron beer (similar to root beer), quinabeer or champ's cola (champagne cola, similar to iron beer with a cherry-orange twist). Coco Rico and Coco Solo are two brands of a coconut-flavored soda.
- Batidos (shakes): usually made with milk and fruit. Fruits commonly used in batidos are pineapple, mango, strawberries, mamey, and fruta bomba (papaya). Some batidos are also flavored with wheat (batido de trigo).
- Alcoholic beverages: Cuba libre, Hatuey beer, La Tropical beer, mojito (rum, lime, club soda, and sugar), Havana cooler (rum and gingerale), Havana Yacht Club cocktail (rum, apricot brandy, and vermouth).

Healthy Tips

- Guarapo, malta, and other sweetened beverages are normally high in calories and low in nutrients. An 8-ounce glass of these beverages may contain between 30 and 45 grams of carbohydrate. This is as much carbohydrate as many people consume in a meal. Read the label of these

beverages and assess what other sources of carbohydrate are in your meal.

- Alcoholic beverages may lower your blood glucose levels. If you choose to have an alcoholic beverage, have something to eat. Mix alcoholic beverages with diet beverages and avoid fruit juices and sweetened beverages. The recommendation for women is 1 drink a day; for men, it is 2 drinks a day. Test your blood glucose levels after you drink. One drink is considered to be a 4-ounce serving of wine, 12 ounces of beer, or 1 1/2 ounces of a distilled spirit.

Sugar, Desserts, and Sweets

- Melao: sugar cane syrup, used in buñuelos and torrejas.
- Raspadura: solid brown sugar.
- Dulce de leche
- Flan
- Caramelo para flan: syrup for flan.
- Pasta de calabaza con coco: pumpkin and coconut paste.
- Pasta de guayaba: guava paste.
- Maizena de vainilla: great for Cuban custard.
- Pasta de batata dulce: sweet potato paste.
- Majarete: corn pudding.
- Buñuelos: Cuban pastries normally served during Christmas. Made of ground cassava, sweet potato, eggs, anise, and flour, fried and served with honey.
- Tres leches cake: three-milk sponge cake.
- Natilla: Cuban custard made with cornstarch, milk, egg yolks, and sugar.

Managing desserts is no easy task for anyone who is budgeting calories, fats, or carbohydrates. We eat desserts not for the nutritional value but for their taste. Since they are quite expensive in the calorie, fat, and carbohydrate departments, eating these sweet treats should remain the exception rather than the rule.

Healthy Tips

- Use sugar substitutes when possible, since they have lower calorie and carbohydrate values.
- Use low-fat alternatives when available (i.e., low-fat evaporated milk).
- Once you have eaten a small serving of dessert, put the rest away (out of sight, less temptation) or remove yourself from the dessert table.
- If having a small dessert only makes you want to eat more, then don't take a bite.
- When you have dessert, don't be hard on yourself. Renew your commitment to your eating plan with your next meal.

Putting Together Your Meal Plan

AS I TALK TO MY HISPANIC PATIENTS about meal planning, I see their disappointment (okay, horror is more like it) when I mention how certain high-starch meals, especially their beloved arroz con habichuelas or arroz con frijoles (rice and beans), will shrink. Although the word *supersize* is associated with massive portion sizes in American fast-food restaurants and movie theater snacks, I am convinced that Hispanics truly were the original "rice supersizers." If you have ever gone to a Hispanic restaurant and ordered takeout, rice is often served alone in a 9-inch round aluminum container about 3 inches deep. So imagine my patients' dismay when I show them a food model of a 1/3-cup serving of cooked rice. Although I assure them that they could probably have more than one serving of rice per meal, they sigh.

Then I describe how other beloved foods such as plantains, cassava, breadfruit, and tanniers (a starchy vegetable) will suffer the same fate as their rice. Here I am, little by little telling my patients, "Honey, I shrunk your favorite starches."

But you can still eat your favorite starches and stick with your diabetes meal plan. It is all about portion size. A very large serving of rice is about 2 cups of rice or 90 grams of carbohydrate. The average adult normally should eat about 45–60 grams of carb per meal. Decreasing the serving size of rice to 1 cup or even less allows you to enjoy the rice and still keep within your carbohydrate budget. Buy and use measuring cups until you are familiar with portions.

A diabetes meal plan is a work in progress. No one expects you to make drastic changes. I believe it is better to stick with one healthy change at a time than to change ten things and then revert to old eating habits after a few weeks.

Meal Plans Made for You

Often newly diagnosed patients who come to see me will ask me for a "diet." I don't like the word diet, and I seldom give a one-size-fits-all meal plan. A ready-made meal plan does not give you flexibility. A meal plan might call for rice, beans, watercress salad, and broiled chicken on Tuesday. But if your co-workers decide to take you out to eat, you'll want to eat a completely different meal and still meet your health goals.

Nevertheless, many of my patients find it reassuring to have a ready-made plan to follow for a couple of weeks, until they feel more confident and prepared to handle it on their own. For those patients, I create meal plans that reflect many of their preferred foods—plantain, beef, watercress, and even

yuca (cassava). Eventually, I teach them how to effectively substitute one item for another and still keep within their caloric, fat, and carbohydrate budget. Your dietitian can do this for you.

To find a registered dietitian in your area, call the American Dietetic Association at 1-800-877-1600 or go to *www.eatright.org* (click on "Find a Nutrition Professional"), or ask your medical provider to refer you to one. You can also call the American Association of Diabetes Educators at 1-800-338-3633. You can also contact your insurance carrier and ask if your plan covers nutritional services.

Carb Counting

One type of meal planning tool is carbohydrate counting. Your dietitian will help you figure out your carbohydrate budget. Here are general guidelines:

Carbohydrate Servings per Meal / Three Meals per Day*

	To Lose Weight	To Control Weight	For Active Individuals
Women	45–60 grams	60–75 grams	75–90 grams
Men	60–75 grams	75–90 grams	75–105 grams

*If snacks are needed, the amount of carbohydrate in each meal will be reduced.

Elena's Meal Plan

Elena is a patient who asked me to help her put a meal plan together. I asked Elena to go through the following steps.

Step 1: List the foods you normally have for breakfast. Put a check by the foods that contain carbohydrate.

Elena's Carbohydrate List

Has Carb?	Usual Breakfast Foods
✓	Bread: Italian bread, whole-wheat bread, roll
	Margarine
	White cheese (queso blanco)
✓	Green plantain
✓	Boiled yuca (cassava)
✓	Café con leche (uses 2% or 1% milk)
✓	Juice (orange, apple, or cranberry)
	Eggs
✓	Oatmeal
✓	Farina

Step 2: Figure out how much carbohydrate is in the foods that you are going to eat.

The amount of carbohydrate in each food depends on the amount that you are going to eat. Naturally, the bigger the portion, the more carbohydrate you will consume.

Carbohydrate Content of Some Breakfast Foods

Food	Serving Size	Carb (g)
Bread: Whole grains such as 100% whole wheat have more fiber, so they are a better quality carbohydrate.	1 slice (1 oz)	15
Green plantain: Plantains come in different shapes and sizes. Weigh the plantains at the store. Select the ones that weigh about 5–6 ounces each	small (5 1/2 oz)	47
	medium (8 oz)	70
	large (9 oz)	80
Boiled yuca	1 cup, diced and cooked (4.7 oz)	51
Milk (in café con leche): Use 1% or nonfat milk to reduce cholesterol and saturated fat.	1 cup	12

Food	Serving Size	Carb (g)
Juice	1/2 cup (4 oz)	15
Oatmeal: Old-fashioned oatmeal has more soluble fiber than farina, making it a better quality carbohydrate than farina.	1/2 cup cooked	15
Farina	1/2 cup cooked	15

Step 3: Make some menus based on the amount of carbohydrate you can have for breakfast.

After considering Elena's height, weight, blood glucose levels, medications, and activity level, I advise her to have about 45 grams of carbohydrate in each meal. Elena chooses the following breakfasts:

Day 1

Food	Serving	Carb (g)
Oatmeal (old-fashioned)	1 cup cooked	30
Egg	1	0
1% milk	1/2 cup	6
Margarine	2 tsp	0
Café con leche	1/2 cup of milk	6
Total		42

Day 2

Food	Serving	Carb (g)
Boiled yuca	1/2 cup cooked	25
Boiled plantain	1/3 small (2 oz)	16
White cheese	1 oz	0
Café con leche	1/2 cup of milk	6
Total		47

Day 3

Food	Serving	Carb (g)
Roll	1 small (1 1/2 oz)	22
Margarine	2 tsps	0
Café con leche	1/2 cup of milk	6
Juice	1/2 cup (4 oz)	15
Total		43

Elena was able to put together a breakfast menu using familiar foods. I invite you to do the same.

My Usual Breakfast Foods

Has Carb?	Food	My Usual Serving	Carb (g)

Frequently Asked Question

Where can I find carb counts of my favorite foods?

Read the Nutrition Facts label on packaged foods (see p. 89 for more information). You can also find carb counts in books, such as *The Diabetes Carbohydrate and Fat Gram Guide*, published by the American Diabetes Association (*www.diabetes.org*) and the American Dietetic Association.

Home-Cooked Meals

You can figure out the carb grams in a serving of your favorite recipe:

1. List your ingredients.
2. Mark the ones that have carb.
3. Get a total for the whole recipe.
4. Divide by the number of servings.

For example, if you are preparing ajiaco, you are probably adding starchy root vegetables such as malanga, cassava, boniato and calabaza.

Carbohydrate Count for Ajiaco

Has Carb?	Ingredient	Amount in Recipe	Carb (g)
✓	Malanga	1 cup	28
✓	Cassava	1 cup	78
✓	Boniato	1 cup	32
✓	Calabaza	1 cup	8
Total Carb in Recipe			146
Number of Servings in Recipe			4
Carb per Serving			36

You can also ask your dietitian to help you. Copy the ingredients used in your traditional recipe, and your dietitian will be able to give you a nutrition breakdown.

Desserts

Do you make desserts by adding a little bit here and a little bit there? I urge you to start measuring so that you can figure out the carb content of a serving.

From the food label, calculate the amount of carbohydrate in each ingredient. Add the total amount of carbohydrate and divide by the number of servings. For example, if you are making natilla:

Carbohydrate Count for Natilla

Has Carb?	Ingredient	Amount in Recipe	Carb (g)
✓	Milk	3 cups	36
	Cinnamon stick		0
✓	Corn starch	4 Tbsp	58
	Water		0
✓	Sugar	1/2 cup	100
	Egg yolks		0
	Vanilla extract		0
Total			194
Number of servings in recipe			4
Carb per serving			48

One serving of natilla is 48 g of carbohydrate, which may be more than your carbohydrate budget for the whole meal. You know the drill: Eat a smaller portion, reduce starches in the main meal, and make high-carb desserts an occasional treat.

Making a Meal Plan

Let's say you want to have pastelillos or empanadas de carne (meat turnovers), arroz con pollo (chicken with rice), and berenjena asada (baked eggplant). Does it sound yummy? You bet!

My patients ask me, "Can I really have all of that food and not pay for it later on?" Meaning, "Will my sugar go through the roof?" Let's see.

Step 1: Here are the ingredients in the recipes. Mark the ingredients that have carbohydrate. (See the answers below.)

Pastelillos / Empanadas de Carne (Meat Turnovers)

Has Carb?	Ingredients
	Pre-cut pastry circles
	Ground beef
	Shredded carrots
	Olive oil
	Chopped onions
	Chopped hard boiled eggs

Berenjena Asada (Baked Eggplant)

Has Carb?	Ingredients
	Non-fat cooking oil spray
	Eggplant
	Fat-free egg substitute
	Salt
	Bread crumbs
	Spaghetti sauce
	Grated parmesan cheese

Arroz con Pollo (Chicken with Rice)

Has Carb?	Ingredients
	Chicken breasts
	Garlic
	Adobo
	Salt and pepper
	Oregano
	Sofrito
	Olives
	Bouillon cube
	Sazón con culantro y achiote (seasoning powder with coriander and annatto)
	Tomato sauce
	Rice
	Water
	Roasted pimentos (peppers)

Answers: In the pastelillos de carne, the pastry circles and carrots have carbohydrate. In the eggplant, there are carbs in the eggplant, bread crumbs, and spaghetti sauce. Arroz con pollo has carbohydrate in the tomato sauce and rice. (Sofrito has peppers and tomatoes but few carbs.)

Step 2: Determine how much carbohydrate is in a serving of each food. The amounts, based on our recipes and calculations, are as follows:

Food	Serving	Carb (g)
Pastelillo/empanada	1	24
Eggplant	1 slice	11
Arroz con pollo	1 cup	28
Total	63	

Step 3: Determine how much carbohydrate you can have in this meal. Let's say your budget is 50 grams of carbohydrate. Therefore, the meal has gone 13 grams over the carbohydrate-budgeted amount. (This assumes you are drinking water or another drink with no calories.)

Step 4: Decide on a solution. Some possible choices are
- Eat half of the pastelillo/empanada. That saves you 12 grams and gets you very close to the 50-gram goal.
- Eat 2/3 cup of the arroz. That reduces the carbohydrate by 10 grams and brings the total to 53 grams.

Once again, careful planning can help you enjoy your favorite meals and stay within your carbohydrate budget.

Frequently Asked Questions

If I cut back on the starches, I am going to be so hungry! What can I do?

Here are some tips that have proved successful for most of my patients:
- Add more beans to your plate. Beans are also lower

glycemic foods, and because they are high in fiber, they make you feel fuller.

- Choose long-grain rice instead of short-grain. Long-grain has a lower glycemic index.
- Start your meal with a vegetable-based soup or a salad. Nonstarchy vegetables are not only nutritious but also contain only a third of the carbohydrates found in starches. Add more carrots, celery, spinach, onions, tomatoes, peppers, cilantro, and parsley and less cassava (yuca), boniato, and malanga.
- For salads, use dark leafy greens, such as romaine, to boost vitamin A and vitamin C content. Cut up cilantro, watercress, and parsley and mix with the lettuce. These greens add a tantalizing taste to the salad as well as color and nutrients. Add other lively colors and nutrients by adding tomatoes, shredded carrots, and sliced green and red peppers. Top with a slice of avocado and any herbs that suit you. Then drizzle with extra-virgin olive oil and a squirt of lemon or vinegar.

How can I determine the number of carbs in restaurant meals when I eat out?

If you are eating in a fast-food or chain restaurant, ask for nutrition information at the restaurant. Or before you go, look on the restaurant's web site and write down the carb counts of the meal you usually eat. The web sites addresses of chain restaurants are usually in the form www.restaurant-name.com (for example, www.subway.com).

If you're eating at a neighborhood restaurant, carb counting is more difficult. Many restaurants do not have a nutrient breakdown of their dishes, so the best you can do is guesstimate. I advise you to ask the waiter how the dish is prepared. Although my husband still gives me a "here she goes again" glare, I find that most restaurant staff are willing to help you. Explain that you are following a certain eating plan.

Your best bet is to limit the portions of foods that are scan-

dalously high in carbohydrate and eat a reasonable amount of those that are medium to low:

- Vegetables, salads, and vegetable soups are usually a safe bet.
- Broiled, grilled, and poached meats are low in carb.
- Starchy root vegetables and other starches are better in small portions.

Here are some of my other favorite restaurant tricks:

- Tell the waiter not to bring bread to the table. It's easier to resist temptation if the bread basket is not in front of you.
- If your entrée is too large, ask for a container and put away half of your meal *before* you taste it. It is much easier to ignore a closed container than to stop eating halfway through your meal. Your taste buds usually win, despite your best intentions.
- Request a double serving of the vegetable instead of choosing a starch, which is normally rice, pasta, or potato.
- Ask about the "soup of the day" and select the non-creamy option. Select the cup instead of the bowl and ask the waiter to hold the crackers.
- Skip or share desserts.

Remember, even if you indulge during one meal, it does not mean that you should indulge in every meal thereafter. Move on and resume your healthy eating habits.

Fat and Calories

Carbohydrate is not the whole story in meal planning. A meal plan is also based on your calorie needs. A registered dietitian can calculate the amount of calories that you need every day. A very simple formula is used:

(Your weight in pounds) x (Activity factor) = Daily calories needed to maintain weight

Activity Factor

You can use the chart below to determine your activity factor. Then multiply your weight times your activity factor to find out how many calories you need each day.

Activity Factor	If you are	Examples
11	sedentary	You have a job that involves sitting most of the day, such as office work or studying.
12	somewhat active	You stand most of the day. Teacher, laboratory work.
13	moderately active	You take daily walks. You garden or do housework.
14	very active	You do manual labor, such as farm or construction work. Your leisure activities, such as dancing or skating are active.

If you weigh 150 pounds, are somewhat active, and want to maintain your weight, your recommended daily caloric intake would be 150 x 12 = 1,800 calories per day. If you want to lose weight, subtract 500 calories; if you want to gain weight, add 500 calories.

The amount of carbohydrate in each meal is related to the total calories needed in a day. The more calories a person needs, the more carbohydrate is allowed.

Fat

Saturated fat is bad for your heart. You'll find it listed in recipe analyses and in food labels (see p. 93). Limit saturated fat to less than 10 percent of your calories. Your dietitian can tell you how many grams. In the meantime, try to consume less than 20 grams of saturated fat per day. Keep cholesterol to less than 300 milligrams per day.

Mastering the Art of Label and Package Reading

ONE OF THE MOST HELPFUL—yet sometimes confusing—tools is the Nutrition Facts label printed on foods that you buy at the grocery store. Most of my patients look at this food label when shopping. When I ask what they are looking for, some say sugar or cholesterol. Others may check for calories or sodium because they have high blood pressure. But what do they do with that information? I find that most of my patients just look at one number and arbitrarily decide whether the food is "good" or "bad."

This chapter is a Nutrition Facts tutorial designed to help you master the art of label reading. We'll examine each item on a food label and explain what it means to you. Most labels are in English only, but many Hispanic foods and some other foods as well have labels that are in both English and Spanish. (See the sample Nutrition Facts label for coconut milk, page 88.)

Sometimes the nutrient content claims and other descriptive language that manufacturers put on food packages can also be confusing. The end of this chapter explains how claims can be used and what those claims mean.

Coconut Milk

Nutrition Facts/Datos de Nutrición

Serving Size/Tamaño de la Porción: 1/3 taza (80 mililitros)
Servings Per Container/Porciones por envase: 5

Amount Per Serving/Cantidad por Porción

Calories/Calorías 90	**Calories from Fat/Calorías de grasa 80**

	% Daily Value/de valor diario*
Total Fat/Grasa Total 9 gramos	**13%**
Saturated Fat/Grasa saturada 8 gramos	**40%**
Trans Fat/Grasa *trans* 0 gramos	
Cholesterol/Colesterol 0 miligramos	**0%**
Sodium/Sodio 35 miligramos	**1%**
Total Carbohydrate/Total de carbohidratos 2 gramos	**1%**
Dietary Fiber/Fibra dietética 0 gramos	**0%**
Sugars/Azúcares 1 gramo	
Protein/Proteínas 1 gramo	

Vitamin A/Vitamina A 0%	•	Vitamin C/Vitamina C 0%
Calcium/Calcio 0%	•	Iron/Hierro 6%

*Percent Daily Values are based on a 2,000 calorie diet./*Los valores porcentuales diarios estánbasados en una dieta de 2,000 calorías.

	Calories/Calorías:	2,000	2,500
Total Fat/Grasa total	Less than	65 gramos	80 gramos
Sat Fat/Grasa saturada	Less than	20 gramos	25 gramos
Cholesterol/Colesterol	Less than	300 miligramos	300 miligramos
Sodium/Sodio	Less than	2,400 miligramos	2,400 miligramos
Total Carbohydrate/Total de carbohidratos		300 gramos	375 gramos
Dietary Fiber/Fibra dietética	25 gramos	30 gramos	

Calories per gram:
Fat/Grasa 9 • Carbohydrate/Carbohidratos 4 • Protein/Proteínas 4

Nutrition Facts Labels

Serving Size

The first item on the Nutrition Facts label is the serving size of the food. Serving sizes are in familiar units such as 1/2 cup, 1 teaspoon, or 1 cookie, followed by the metric amount (g for gram, ml for milliliter, etc.).

Servings per Container

Always check the number of servings in the container. This number may surprise you. Even packages that appear to be a single serving may be listed as having more than one. All the nutrition information in the food label, including the calories, fat, sodium, carbohydrate, and so on, is based on one serving, so it's important to know what that serving size is.

Calories

This number tells you how many calories are in one serving (not the whole package) of the food. Let's look at the first part of the Nutrition Facts label from a 16-ounce bottle of raspberry juice drink:

Raspberry Juice Drink

Nutrition Facts

Serving Size 8 fl oz
Servings Per Container 2

Amount Per Serving

Calories 110   **Calories from Fat** 0

A 16-ounce bottle of this juice has a serving size of 8 ounces, and the number of servings per container is 2. Each serving has 110 calories. If you drink the entire 16-ounce bottle, you are drinking 2 servings, or 220 calories.

Here is another example. Let's say you buy a small package of cookies. You glance at the number of calories, and it says 100. You might assume that the entire package of cookies will set you back 100 calories. Wrong! The serving size is 2 cookies, and the number of servings per package is 3. Let's do the math:

1 serving = 2 cookies = 100 calories
3 servings = 6 cookies = 300 calories

In general, you should select low- to moderate-calorie foods if you need to manage your weight:

Low calorie: 40 per serving
Moderate calorie: 100 per serving
High calorie: 400 per serving

Comparing Similar Products

When comparing similar products, you need to look at the different serving sizes for an accurate comparison of the calories. For example, let's compare the calories in Cereal A and Cereal B:

Cereal A

Nutrition Facts

Serving Size 1/2 cup (28g)
Servings Per Container About 10

Amount Per Serving

Calories 150   **Calories from Fat** 10

Cereal B

Nutrition Facts

Serving Size 1 cup (56g)
Servings Per Container 2

Amount Per Serving

Calories 200   **Calories from Fat** 20

At a glance, you might think that Cereal B is higher in calories. If you are trying to lose or maintain your weight, you might choose Cereal A. But look at the serving size: The serving size of Cereal A is 1/2 cup, while the serving size of Cereal B is 1 cup. Therefore, if you eat 1 cup of Cereal A (twice the serving size), you will consume 300 calories. Since 1 cup of Cereal B has only 200 calories, Cereal B turns out to be the lower calorie choice.

Calories from Fat

Many of my patients get very confused about calories and calories from fat. Calories in foods come from three sources: protein, carbohydrate, and fat. The sum of all three makes up the total calories. However, protein, carbohydrate, and fat do not have the same number of calories per gram:

1 gram of fat = 9 calories
1 gram of protein = 4 calories
1 gram of carbohydrate = 4 calories

Manufacturers are required to list the number of calories from fat in the Nutrition Facts label. The labels also tell the amounts of fat, protein, and carbohydrate in grams. Let's look at the label for Product A:

Product A

Nutrition Facts

Amount Per Serving

Calories 55	**Calories from Fat** 27

Total Fat 3 g

Total Carbohydrate 5 g

Protein 2 g

Since we know that 1 gram of fat has 9 calories, we can calculate calories from fat by multiplying the total grams of fat in Product A by 9:

3 g of fat x 9 calories = 27 calories from fat

That's correct, because it matches the number of calories from fat listed on the label. Although the Nutrition Facts label doesn't list calories from protein or calories from carbohydrate, you can calculate these numbers yourself:

2 g of protein x 4 calories = 8 calories from protein
5 g of carbohydrate x 4 calories = 20 calories from carbohydrate

Add up the calories from fat, calories from protein, and calories from carbohydrate and you've got the total number of calories for the food. For Product A, those numbers are 27 + 8 + 20 = 55 total calories.

Total Fat

Knowing the number of calories from fat helps you see if a product is high or low in fat, but it doesn't tell you whether you are eating saturated (bad) or unsaturated (good) fats. Manufacturers are required to list total fat, saturated fat, and trans fats on food labels, but listing polyunsaturated and monounsaturated fats is voluntary.

Total fat = saturated + trans + polyunsaturated + monounsaturated

Healthy Fats

Diets that are rich in monounsaturated fat and omega-3s (a type of polyunsaturated fat) are heart friendly. Since these are the good fats, manufacturers like to show that their product has polyunsaturated and, especially, monounsaturated fat. If you don't see the good fats listed, your can assume that the food does not have them. Or you can subtract the saturated and trans fat from the total fat to get the amount of polyunsaturated and monounsaturated fat, but you won't know what percentage is mono or poly.

Percent Daily Values

The American Diabetes Association does not recommend a certain amount of total fat to be consumed each day. The amount of total fat you consume is best determined by your health care provider and should be based in part on whether you need to lose weight and whether you have cholesterol problems.

However, the Nutrition Facts label offers some guidelines in the form of Percent Daily Values (sometimes listed as "% DV"). These percentages tell you how much fat (as well as how much cholesterol, sodium, carbohydrate, and fiber) one serving provides compared to how much the "average" person needs in one day. Labels are required to have the statement, "Percent daily values are based on a 2,000 calorie diet. Your daily values may be higher or lower depending on your calorie needs." And indeed, most women and some men follow lower-calorie meal plans. Still, the Percent Daily Values will serve as a quick check for you when you're standing in the grocery aisle. It's a tool to help you stay within your budget. Once you reach 100%, you have reached your quota for the day.

You can also use the Percent Daily Values to compare brands, but make sure the serving sizes are similar. Let's say Brand A provides 10% of sodium and Brand B provides 18% of sodium. Brand A has less sodium, so it is a smarter nutritional choice. Use Percent Daily Value to compare nutrients you may want more of, such as dietary fiber, vitamin A, vitamin C, calcium, and iron. A food that gives you 5% of a nutrient is "low" in that nutrient; one that gives you 20% is "high."

Saturated Fat

Eating too much saturated fat increases your total cholesterol and the amount of LDL (bad) cholesterol in your blood. The American Diabetes Association recommends that people with diabetes consume no more than 10% of calories as sat-

urated fat. For example, on a 1,500-calorie diet, this would be 150 calories (1,500 x 10% = 150 calories) or 17 grams of saturated fat per day (150 calories divided by 9 calories per gram). If you don't know your calorie budget, the general recommendation is to consume less than 20 grams of saturated fat a day.

Trans Fat

Trans fat increases total cholesterol and LDL (bad) cholesterol and decreases HDL (good) cholesterol in your blood. *Trans* fats are found in about 40,000 products, so it is hard to avoid them. Researchers estimate than even 1 gram per day can increase LDL levels, and most Americans consume about 5 grams per day. The American Diabetes Association recommends that you consume as little *trans* fat as possible.

I advise you to keep a food journal for three days and write down the amount of total fat, saturated fat, and *trans* fat that you consume. At the end of the third day, you will have a good picture of how your diet rates, and then you can start making changes.

Frequently Asked Questions

How do I know how much omega-3 is in the food?

There is no requirement to list omega-3 on the food label. Many foods have added omega-3, and the manufacturers proudly display the amounts on the package. Good sources of naturally occurring omega-3 are salmon, sardines, mackerel, herring, and black cod. The American Diabetes Association suggests 2 to 3 servings of fish per week. Although plant sources such as ground flaxseed and walnuts are sources of omega-3, it's easier for your body to use the omega-3 from fish.

Is it a good idea to buy fat-free and low-fat foods?

Be aware that low-fat and fat-free do not mean calorie-free. When fat is removed, something is added, and the

"something" might not be a better-quality food. It's often sugar, which adds to the carb count.

I believe in budgeting total fat, maximizing good-quality choices, and limiting poor-quality choices. Good-quality fats provide satiety and might decrease overeating. I do like and use some lower-fat versions of products to save calories and keep within my fat budget.

Cholesterol

Limit dietary cholesterol to less than 300 milligrams per day, regardless of total calories consumed. If you have a high LDL level (a type of blood cholesterol), your health care provider might set a limit of less than 200 milligrams per day. Note that even when foods are labeled "No Cholesterol," they might still have fat. Trans fat and some saturated fats have more of an effect on heart disease than dietary cholesterol. Be vigilant!

Sodium

The recommendation for sodium is to consume less than 2,400 milligrams per day, regardless of total calories consumed. Here are some high-sodium foods and their lower-sodium alternatives.

High-Sodium Foods	Low-Sodium Alternatives
Canned beans	Dried beans
Adobo (bottle)	Homemade adobo
Sazón, sofrito (powdered/bottled)	Homemade sofrito
Bouillon cube	Low-sodium vegetable, beef, or chicken broth
Garlic salt	Garlic powder
Onion salt	Onion powder

Total Carbohydrate

Carbohydrate is the nutrient that affects blood glucose levels the most. If you count carbohydrates, this number will help you plan your meals.

Converting Grams of Carbohydrate to Carbohydrate Choices

Carb per serving (g)	Number of Carb Choices
0–5	Do not count.
6–10	1/2
11–20	1
21–25	1 1/2
26–35	2

Frequently Asked Questions

My dietitian told me that a serving of pasta is 1/3 cup cooked, but on the label it says that the serving size of pasta is 2 ounces dry. What do I do?

The manufacturer's serving size will not always be 1 carb choice (about 15 g of carbohydrate). One-third cup of cooked pasta is 1 carb choice. When you look on the food label, you see that 2 ounces of dry pasta = 42 grams of carb. To find out how many carb choices are in 42 grams of carb, divide 42 grams by 15 grams (the number of grams in 1 carb choice):

42 g ÷ 15 g = about 3 carb choices

You'll need to divide the 2-ounce serving size on the package by 3 to get 1 carb choice. In other words, 2/3 ounce dry pasta = 1 carb choice.

Dietary Fiber

Dietary fiber is a type of carbohydrate that we can't digest. Fiber plays an important role in maintaining intestinal health and lowering cholesterol levels. Aim for foods that are high in fiber. The dietary recommendation is to strive for a total of 25 to 30 grams of fiber per day.

Because fiber doesn't raise blood glucose levels, you can subtract the amount of fiber on the label from the total carbohydrates if the total value of fiber is equal to or more than 5 grams. Think of fiber as a "carb discount." For example, suppose you're planning to eat 1/2 cup of cooked black beans. The beans contain 20 grams of total carbohydrate and 7 grams of fiber. You can subtract the 7 grams from the 20 grams, so the beans use up only 13 grams of your carbohydrate budget.

Figuring Your Carb Discount from Fiber

Black Beans, cooked
Serving Size: 1/2 cup
Total Carbohydrate: 20 grams
Dietary Fiber: 7 grams
                       20 - 7 = 13 grams
Count as 13 grams of carbohydrate.

Sugars

Most of my patients check the sugar content of foods and set a "magic number" they should not exceed. But if you count only sugar, you are ignoring the other carbohydrates in the food that will also raise blood glucose levels. The amount of sugar on the food label is already included in the total carbohydrate. You don't need to count the sugar separately.

The food label does not distinguish between naturally oc-

curring sugars and added sugars. It is best to select foods that have less added sugar. Naturally occurring sugars are found in dairy foods, fruits, and vegetables. An 8-ounce glass of pure orange juice has 27 grams of total carbohydrate, of which 24 grams are sugar. All of the sugar comes from the orange. There is no added sugar.

On the Nutrition Facts label for milk, you'll see that it has 12 grams of carbohydrate, of which 12 grams are sugar—the naturally occurring sugar called lactose. Now look at the label of sweetened condensed milk. You will notice that the amount of sugar is higher. Look at the ingredient list. The ingredients are milk, sugar, and partially hydrogenated oil. Therefore, the sugar value on the label is a combination of added sugars and the naturally occurring sugar in milk.

To determine if there are added sugars in a product, you must read the ingredient list. Added sugars abound in many products. Sugar may be listed under the following names: brown sugar, cane syrup, corn sweetener, corn syrup, corn syrup solids, dextrose, fructose, fruit juice concentrate, galactose, glucose, high fructose corn syrup, invert sugar, lactose, malt, maltose, malt syrup, maple syrup, molasses, raw sugar, rice syrup, and sucrose.

Frequently Asked Questions

I eat sugar-free foods like cookies. Do I still have to count carbohydrates?

Yes. A sugar-free cookie will also contain flour and fruit juice, both of which contain carbohydrate. "Sugar-free" does not mean calorie-free or carbohydrate-free if there are other carbohydrate sources in the food.

I buy sugar-free products that have sugar alcohols listed on the label. What are sugar alcohols?

Sugar alcohols, also known as polyols, are sweeteners that have less effect on blood glucose levels than an equal amount of sugar. Read the ingredients. Sorbitol, mannitol, and xyli-

tol are sugar alcohols found in many sugar-free foods. Note that some people are sensitive to sugar alcohols, and they may experience bloating, gas, and diarrhea.

Sugar alcohols have half the calories of sugar. To calculate the grams of carb that will affect your blood glucose, subtract half of the grams of sugar alcohol from the total carbohydrate amount.

Sugar-free Wafers
Total Carbohydrate: 19 g
Sugars: 0 g
Sorbitol: 6 g

Regular Wafers
Total Carbohydrate: 18 g
Sugars: 15 g

For example, to calculate the grams of carb in a sugar-free wafer, you can subtract 3 grams (1/2 of the sorbitol grams) from the total: 19 - 3 = 16. That's not much different from the 18 grams of carbohydrate in the regular wafers. But the "Sugar-Free" posted across the label is very persuasive.

Protein

The Nutrition Facts label lists the total amount of protein in the food, whether plant or animal. No Percent Daily Value is required unless a claim is made on the product label, such as "High in Protein."

Vitamin A, Vitamin C, Calcium, and Iron

These four nutrients must be listed. Manufacturers can list more vitamins. You'll see long lists on fortified cereals, for example. A food with 10% or more means it is a good source and 20% or more means it is an excellent source of that vitamin or mineral.

Nutrient Content Claims and Other Descriptive Labels

The Food and Drug Administration regulates the way manufacturers can use nutrient content claims on food labels and packaging. You can find more information about food labeling at the FDA's web site, *www.fda.gov*. Here are some of the more common terms you may find on food packages.

Whole Grains

Diets high in whole grains may reduce the risk of cardiovascular disease and some cancers. Select foods that contain mostly whole grain products. Look for the word *whole* in front of the grain. "Whole wheat" uses the entire grain, while "enriched wheat flour" does not. "Wheat flour" is white flour, but many consumers may confuse "wheat flour" with "whole-wheat flour." Look for foods that list a whole grain as the first ingredient, such as whole wheat, whole barley, whole rye, whole oats, cracked wheat, and whole corn or whole cornmeal.

The term *whole grain* identifies three levels of whole grain content:
- "Whole Grain—Good Source": at least 8 grams of whole grain per serving
- "Whole Grain—Excellent Source": at least 16 grams of whole grain per serving
- "Whole Grain—100% Excellent Source": at least 16 grams of whole grain per serving and no refined grain

Aim for "Excellent" and "100% Excellent Source" when choosing whole grain products.

Net or Impact Carbs

Dietary fiber, sugar alcohols, and some other carbohy-

drates, such as polydextrose, glycerin, and maltodextrin, have minimal effect on blood glucose levels. When you subtract these carbs from the total carbs in a product, you are left with what manufacturers call net or impact carbs. For example, Product X has 20 grams of total carbohydrate but only 5 grams of impact carbohydrate. The manufacturer has subtracted the carbs in the dietary fiber, sugar alcohols, and maltodextrin (not listed on the label) to end up with only 5 grams of impact carbs.

Figuring Impact Carbs

Product X
Total Carbohydrate: 20 g
Dietary fiber: 3 g
Sugar alcohols: 10 g
Impact carbs: 5 g

Food Allergies

Food labels must tell in simple language whether the products contain any of the following eight foods, which are responsible for 90% of the food allergies in the United States: milk, eggs, peanuts, tree nuts, fish, shellfish, soy, and wheat. Cereals often use fish gelatin to bind vitamins to grains. If so, fish will be listed on the cereal box.

Nutrient Content Claims and Descriptions

The FDA regulates the nutrient content claims that manufacturers can put on their food products. The following list shows you some of the claims you may see on food labels and what those terms mean.

Some FDA-Regulated Nutrient Content Claims and Their Descriptions

Claim	Description
Fat-free	Less than 0.5 g per serving with no added fat or oil
Low-fat	3 g or less of fat per serving
Less fat	25% or less than the comparison product
Saturated fat–free	Less than 0.5 g of saturated fat and less than 0.5 g of trans-fatty acid per serving
Cholesterol-free	Less than 2 mg of cholesterol and less than 2 mg of saturated fat per serving
Low cholesterol	20 mg or less of cholesterol per serving and 2 g or less of saturated fat per serving
Reduced calorie	At least 25% fewer calories than the comparison product
Low calorie	40 calories or less per serving
Extra lean	Less than 5 g of fat , 2 g of saturated fat, and 95 mg of cholesterol per 100-g serving of meat, poultry, or seafood
Lean	Less than 10 g of fat, 4.5 g of saturated fat, and 95 mg of cholesterol per 100-g serving of meat, poultry, or seafood
Light (fat)	50% or less than the comparison food
Light (calories)	1/3 fewer calories than the comparison food
High fiber	5 g or more fiber per serving
Sugar-free	Less than 0.5 g of sugar per serving
Sodium-free or salt-free	Less than 5 mg of sodium per serving
Low sodium	140 mg or less per serving
Very low sodium	35 mg or less per serving
Healthy	Low in saturated fat, cholesterol, and sodium and contains at least 10% of the Daily Values for one or more of the following: vitamin A, vitamin C, iron, calcium, protein, and fiber

Claim	Description
"High," "Rich in," or "Excellent Source of"	20% or more of the Daily Value for a given nutrient per serving
"Less," "Fewer," or "Reduced"	At least 25% less of a given nutrient or calories than a comparison food
"Low," "Little," "Few," or "Low Source of"	An amount that would allow frequent consumption of the food without exceeding the Daily Value for the nutrient, but the claim can only be made if it applies to all similar products
"Good Source of," "More," or "Added"	The food provides 10% more of the Daily Value for a given nutrient than the comparison food

The Hispanic Food Market

MY PATIENTS TELL ME THEY FEEL INTIMIDATED by food shopping. They say, "I stare at the food labels and find that if a food is low in sugar, it is often high in sodium. I spend so much time in the supermarket now, and I am so confused. I don't know what to eat anymore." So what do you need to know when you go shopping?

Tips for Healthy Food Shopping

Here is a list of ways you can make your shopping trips easier and healthier.

- **Limit "red alert" foods.** Foods that are high in calo-

ries, fat, trans fats, carbohydrate, and sodium are "red alert" foods. Use them sparingly.

- **Buy the smallest package available.** Did you know that people consume 36% more food if the package is bigger? When you buy a small package and eat one serving, you don't run to the store to get another. But if you buy the larger package, you will run back to the kitchen for seconds or thirds. If you are smiling, you know exactly what I mean!

- **Hide the food.** If you do buy a large package, serve yourself a small amount and then put the rest away where you can't see it. Studies have shown that being near "red alert" foods increases overeating. We eat because we see it. Out of sight, hopefully out of mind.

- **Don't buy for "others."** My patients say, "I want to eat healthier, but I have to buy certain foods for my husband and my children." Remember that foods for people with diabetes should not be different from foods for the rest of the family. Low-fat milk and whole-wheat bread are not "diet foods" or "diabetic foods"; they are healthy foods—and healthy foods are good for the whole family! Other patients tell me they keep soda, cookies, and candy in the house for their children, grandchildren, or company. These guests are coming to see you, not to eat. You don't have to offer them cake, soda, and ice cream. Offer fruits and nuts. They will not become candy-deficient in a few hours.

- **Don't bring home what you can't control.** If you cannot stop at two cookies, why bring home a pack and then lament when you eat half of it?

- **Bring a shopping list.** This helps decrease impulse buying.

- **If you can, leave the children home.** This eliminates the "Please mommy, can we buy this?"

- **Never shop on an empty stomach.** Being hungry makes everything much more appetizing and enticing.

Hispanic Shopping List

The following lists of healthy foods will give you some ideas to take with you on your next trip to the grocery store.

Fruits

Fresh

Select small fruits. Because "small" is a subjective term, weigh one small apple while you're at the store. One small apple should weigh approximately 4 ounces. Use a 4-ounce apple as your guide and select others of similar size. Most small fruits contain 15 grams of carbohydrate per serving. If you select a large fruit, count it as 2 servings, or 30 grams of carbohydrate

Frozen

Latin companies such as Goya and La Fe have a wide array of frozen fruits that can be added to fruit smoothies, plain low-fat yogurt, and cereal. I find frozen fruits convenient and practical.
- Most frozen fruit contains no added sugar.
- You can keep them for about one year in the freezer.
- Frozen fruit is an excellent choice when you cannot purchase the fresh variety. Soursop (guanábana), for example, is a fruit that it is not easily found fresh in the United States, but you can find it frozen, canned, and in juice.
Colombian companies are now at the forefront of the

frozen pulp market, exporting tropical fruits such as uchuva, borojo, tomate de arbol, and acerola (ciruela). Other frozen pulps include mamey, papaya, passion fruit, Andean black-berry, raspberry, tamarind, lulo (naranjilla), mango, and guava.

Read the food label and you'll see how nutritious these are. For example, a 1/2 cup of frozen guava pulp has 90 calories, 20 grams of carb, and 9 grams of fiber. Remember that you can subtract the fiber from the carbohydrate (the carb "dis-count") if there are 5 or more grams of fiber per serving. A 1/2-cup serving of frozen guava pulp, therefore, only counts as 11 grams of carb.

Not all brands use the same serving size. Some brands use a 1/2 cup serving size, while others use 1/4 cup. There might be differences in serving size between different fruits within the same brand. Read the label. If you make a batidO (shake) using fruit pulp, a miscalculation can make a big different in the carb count.

Canned Fruit

Select fresh or frozen fruit or canned fruit packed in its own juice instead of in heavy syrup. Heavy syrup adds unwanted calories and carbohydrates:

	Serving Size	Calories	Carb (g)	Fiber (g)
Soursop, fresh	4 oz	75	19	4
Soursop, frozen	3 1/2 oz	52	13	2
Soursop, canned, in heavy syrup	1/2 cup	100	24	0

Juice

Whole fruit gets ranked higher on the nutritional ladder than juice. Whole fruit has fiber, and it usually gives you a fuller feeling than juice does. If you do use fruit juice, don't drink more than 4 ounces (1/2 cup) in one day.

Nectars

Apple, apricot, banana, coconut water, guava, mango, papaya, passion fruit, peach, pear, pineapple, soursop, strawberry, sugar cane, and tamarind are common flavors. My mother bought nectars, and we always called them "juice" at home. Nectars are made with fruit puree, corn syrup, and water. Juice is made from juice concentrate. Nectars are higher in carbohydrate and calories. Read the food label. Determine the amount of carbohydrate per serving and budget appropriately. It's a good idea to consider fruit nectars as "red alert foods." Fresh fruit is always a better choice.

Is It Really "Juice"?

Tang, an orange-colored and orange-flavored drink beloved by many Hispanics, is often described as "juice." Fruit punches and other beverages are also described as "juice." Read the ingredient list and the label carefully to make sure you are buying 100% juice. Words such as "juice drink" and "added juice" are often used in products that contain other ingredients such as water and sweeteners. They are a lot like sodas without the fizz because they contain mostly added sugars and very little or no vitamins or minerals. Look for lite drinks with fewer carbs.

Fruit Paste and Preserves

Nothing brings more sweet memories than pasta de guayaba or cascos de guayaba accompanied by white

cheese. If you have diabetes, is this delectable dessert a thing of the past? Let's compare calories and carbohydrates.

	Serving Size	Calories	Carb (g)
Guava, fresh	4 oz	47	11
Guava shells in heavy syrup (cascos de guayaba)	1/2 cup	150	37
Guava paste (pasta de guayaba)	1 medium piece (about 1 oz)	90	23

As you might imagine, guava shells in heavy syrup and guava paste contain more carbohydrates per serving. They can still be a part of your meals but will take out a big chunk of your carbohydrate budget.

Viandas, Víveres, and Vegetables
Frozen Vegetables

I have a very busy lifestyle with limited food preparation and cooking time, so I cherish frozen veggies. They are ready in a few minutes, and they keep well for months. The vegetables are packaged and frozen quickly, retaining most nutrients.

Many Caribbean meals include starchy vegetables, and now most of these vegetables are sold frozen. You can find the following frozen varieties: corn, mixed vegetables, peas, cassava (yuca), lima beans, viandas, sancocho/ajiaco, and green pigeon peas (guandules). These vegetables have about 15 grams of carb per 1/2 cup serving.

My mother uses the frozen sancocho/ajiaco as a shortcut when making sancocho (a hearty meat and starchy vegetable soup). This mixture contains a blend of Caribbean favorites such as cassava, plantain, pumpkin (auyama), sweet peppers, sweet potatoes, yams, and yautía. Cassava has the highest

amount of carbohydrate per serving compared to the other starchy root vegetables in the package. Pumpkin (auyama) is a great source of vitamin A and, compared to cassava, it contains less carbohydrate per serving.

Nonstarchy frozen vegetables include okra, carrots, broccoli, and green beans (string beans). These have about 5 grams of carb per 1/2 cup serving.

You can also find frozen fried vegetables, such as ripe fried sweet plantains, fried green plantains (tostones), and fried cup tostones (shells made of green plantain, stuffed with chopped meat, chicken or fish). These contain fat and sodium in addition to carbohydrate. Read the label to determine the amount of calories, fat, and carbohydrate.

Frozen vegetables with added butter or sauces are higher in calories, fat, and sodium than plain vegetables are. Your best practice is to select frozen vegetables without added sauces.

Canned Vegetables

Canned vegetables are certainly not among my favorites. They are high in sodium, and I am not too keen on their taste and texture. I see canned cassava and yautía on the shelves. If you are pressed for time or hate the thought of peeling cassava, opt for the frozen varieties.

One exception is canned tomato products. These are indispensable in Latin kitchens and are used in many dishes. Compare labels and select the one with the least amount of sodium and added sugars such as high fructose corn syrup.

Other Canned Foods

Beans

All types of plain beans come in cans, including black beans, Cuban-style beans, chickpeas with chorizo, fabada (beans, bacon, chorizo, and pork stew), red beans with chorizo (Span-

ish sausage), and guandules verdes and guandules con coco (pigeon peas and pigeon peas with coconut).

I love beans and not just "el caldito" (the soupy juice) but the real beans. Most of my friends use dry beans and religiously soak them and cook them. My mother used "la olla de presión" or pressure cooker to cook the beans. Nowadays, I always have canned beans at home for a quick meal. Yes, all canned beans are higher in sodium than their dried counterparts, but they are still economical, convenient, and nutritious. Discarding the liquid and rinsing the beans before eating them will help lower the sodium content.

Beans with chorizo or coconut have more fat and calories than plain beans. Cook plain beans and add your own delectable spices.

Canned Fish

Here are some popular varieties of canned fish:
- Sardines in tomato sauce
- Octopus in olive oil, marinara, garlic
- Tuna or tuna with vegetables
- Calamares en su tinta (squid)
- Jack mackarel
- Bacalao Vizcaína (codfish)
- Mejillones en escabeche (mussels)

Go for the fish! Mackarel and sardines have omega-3 fatty acids (good for your heart). If you want to increase your vegetable intake, add vegetables such as onions, celery, and carrots to tuna packed in water.

Canned Meats

Some common canned meats are mondongo (beef tripe soup with vegetables), sancocho criollo, tamal en cazuela (stuffed cornmeal dough), tasajo aporreado (jerk beef in sauce), morcillas en manteca (blood sausages in lard), and

picadillo (beef). There is no question that fresh and frozen foods have less sodium than canned. However, harried consumers want ways to prepare food "pronto!" and canned goods "listas para comer" (ready-to-eat) might have some appeal. Check the ingredients and the Nutrition Facts before you prepare these items, and look for low-sodium versions of canned goods.

Beverages
Soft Drinks

Popular drinks in this category include Iron Beer (Cuban soft drink), Materva (Yerba Mate soft drink), Jupiña (pineapple soft drink), Coco Solo (coconut-flavored soft drink), and India Kola Champagne (soft drink). I have never been in favor of soda consumption. Soda has calories but no vitamins or minerals. Because there is no fat or protein in soda, the sugar in it gets absorbed quickly and spikes blood glucose levels. Furthermore, sodas may quench thirst but not hunger. Studies have shown that we do not eat less when we drink soda.

So my advice is, don't buy soda. If there's soda in your house, it's just too easy to reach for one. If you must have a soda, read the label and include the carbohydrate content as part of your meal. Most canned sodas have 30 grams of carbohydrate per can. If you have the proverbial 45-gram budget, you are only left with 15 grams and no added nutrients to boast about.

The best practice when buying soda is to look for sugar-free options.

Malta

Malta (Goya, Hatuey, India, Vitarroz, etc.) is a rich, nonalcoholic soft drink brewed from barley and hops. There are regular and light versions on the market. Check the label for carbohydrate content. A 12-ounce bottle of a regular malta

contains about 216 calories and 48 grams of carbohydrate. That is quite an expensive carbohydrate drink!

Other than being a good source of folic acid, malta has very little nutritional value. Although malta is considered by many Hispanics to be a good source of iron, it's not. A half cup of red kidney beans provides twenty-five times the amount of iron found in malta, and the beans have less than half the amount of carbohydrate (19 grams) and twice the amount of folic acid. Bottom line: There are less carb-expensive ways to add iron and folic acid to your diet.

Coffee

Black coffee has no calories or carb—but not so the goodies that go in it or with it. Milk and sugar add carb and calories. The bread roll with your café in the morning or the bizcocho tres leches (three milk cake) that accompanies the afternoon coffee does raise your blood glucose level. Select decaffeinated coffee if you have high blood pressure or if regular coffee makes you anxious.

Fresca Avena

Fresca avena is an oat beverage that instantly dissolves in milk or water, yielding a refreshing drink. It comes in vanilla, cinnamon, and strawberry flavors. There was always fresca avena in my house. When we arrived in the United States, we immediately found fresca avena in the ethnic section of the supermarket. FrescAvena is the brand name product made by Quaker, and it is a staple in most homes outside North America.

Remember that oats and oat products have carbohydrate. Preparing fresca avena with water instead of milk will decrease the carbohydrate and calorie content. If you prepare fresca avena with milk, use 1% or fat-free milk. Two tablespoons of fresca avena contain 110 calories and 26 grams of carbohydrate. If you prepare it with 8 ounces of 1% or fat-

free milk, you will add about 100 calories and 12 grams of carbohydrate for a total of 210 calories and 38 grams of carbohydrate.

I still recommend using old-fashioned oats and making an "oat drink" (refresco o jugo de avena) when possible. When a grain is less processed, the rate at which the carbohydrate is converted to sugar is slower (low glycemic index), and the amount of dietary fiber is higher.

Seasonings

Caribbean Hispanics are masters in the seasoning department. "Sazónalo bien" and "Bien sazonado" are mandates in the Caribbean lingo of how food should be prepared. These terms literally mean "season it well" and "well seasoned." Contrary to Central American and Mexican counterparts, "bien sazonado" implies adding flavorful herbs, spices, and condiments to foods, not making the food "hot."

The good news is that most seasoning products are low in carbohydrate, and some are even carbohydrate-free. However, you must exercise caution with the commercially prepared ones because of the sodium content. A homemade, low-sodium version is better.

While many Caribbean cooks still relish preparing sofrito from its basic ingredients, sofrito and recaíto are now available in jars and powders to accommodate fast-paced, time-challenged Hispanic households.

Sofrito

Indispensable is the word that comes to mind when I think of sofrito, a blend of peppers, recaíto, cilantro, garlic, and tomatoes. I don't believe any Caribbean country can get along without it. The convenience of commercial sofritos (Goya, El Criollo, El Ebro, Bohío, Baldom, El Campesino, etc.) is the long shelf life and reduced labor. Some purists consider commercial sofritos anathema and will never consider using them.

Sofrito is almost carbohydrate-free. If you are limiting your sodium intake, use commercial sofritos sparingly. Home-made versions can be very low in sodium compared to the store bought counterpart. (See recipe, page 56.)

Recaíto

This is a dark-green, coarse mixture of pureed onions, garlic, cilantro, and recao sautéed in olive oil. It is used as a base for sofrito and is liberally applied to chicken and other dishes. The commercially prepared recao (Goya, Bohío, Conchita, Iberia, etc.) is not as aromatic and flavorful as the homemade version. It also contains MSG, modified starch, and dehydrated onions and garlic. Just like the commercially prepared sofrito, nothing beats the homemade version, which can also be frozen to extend its shelf life. Use the commercial versions sparingly if you are limiting your sodium intake.

Mojo

This citrus-based marinating juice is made with lime, sour orange, onions, and garlic. It is a great marinade for meats and is even used as a dipping sauce for yuca. Mojo criollo is another low-carb alternative and a delicious way to marinade meats. Once again, the only concern is the amount of sodium in commercially prepared marinades and sauces (Goya, Chef César, etc.).

Adobo

Powdered adobos (Goya, Conchita, Bohío, Iberia, etc.) are an important element of Caribbean cooking. Adobos are a combination of powdered garlic, oregano, onion, and black pepper. Chicken, fish, beef, and pork are sprinkled, rubbed, and coated with adobo before cooking. In Caribbean cooking, there is no worse fate than tasting a piece of "carne sosa" or a bland piece of meat. It's music to the ears of a cook to

hear a delighted guest praising the meat as "bien adobada" or "sazonada."

Sazón, Sazón con Culantro, Sazón con Culantro y Achiote, Achiotina

Some of these powdered adobos (Goya, Badía, Bohío, etc.) contain dried cilantro (coriander) and annatto. They are a combination of the above ingredients plus annatto, which gives an orange-red tint to foods. Most powdered commercial sazón products contain MSG. Use sparingly if you are limiting sodium intake.

Achiotina, sold in jars, is a paste made from ground achiote seeds in a lard or oil base. Lard has saturated fat. Use achiotina made with vegetable oil or prepare your own achiotina by crushing the achiote seeds in canola or olive oil.

Bouillon: Chicken, Beef, Shrimp, Pork Flavors

These small cubes of flavor packed in aluminum wrappers (Knorr, Maggi, Goya, Baldrom, etc.) are also known as "cubitos Knorr" or "cubitos Maggi." They are widely used to add flavor to stocks, rice dishes, meats, soups, and stews. Make bouillon cubes go a long way if you are limiting sodium intake. Use half the amount and don't add additional salt or commercial adobo to the meal. Look for low-sodium chicken, vegetable, and beef broths.

Alcaparras, Aceitunas, Alcaparrados

Green olives, capers, or a mixture of olives, capers, and red peppers in brine (alcaparrado) add flavor to arroz con pollo, and stews (Goya, Iberia, Conchita). Although the carbohydrate content is negligible, the sodium content is not. Two tablespoons of Goya's pitted alcaparrado has 330 mg of sodium. Some healthy tips:

- Drain the olives, capers, and pimientos before adding

them to your dishes to reduce the sodium content. My aunt used to give them a quick rinse.
- Olives are healthy and nutritious, and their flavor goes a long way. Don't discard them, but use them judiciously.

Starches

Popular starches used in Caribbean cooking include the following:
- Rice: long-grain, short-grain, medium-grain, parboiled
- Maizita, fécula de maiz, maizena (cornstarch)
- Harina de maiz (corn flour), harina de trigo (wheat flour)

All starches have carbohydrate, yet some are digested at a slower rate than others. Because rice is the "shining star" in Caribbean dishes, it is wise to select a type of rice that is digested more slowly (one that has a lower glycemic index). Long and parboiled rice are digested more slowly than short grain and instant rice. Remember that even when selecting food with a low glycemic index, you still have to watch your portions as well as the total amount of carbohydrate consumed in each meal.

Select whole-wheat flour over white flour. Cornstarch is a slow-acting carbohydrate that is used to thicken sauces and desserts. It may also be used to prepare a snack containing a low-fat dairy product, a sugar substitute, and cinnamon. Many of my colleagues recommend this snack for patients who experience nighttime episodes of hypoglycemia.

Cheese

It is a delight to recommend cheeses, one of my favorite and indispensable foods. Lite cheeses have fewer calories than the yellow varieties. A one ounce slice of queso blanco (about the size of a domino tile) has 80 calories, 6 grams of fat, and 3.5 grams of saturated fat, whereas one ounce

of "el queso de papa" has 110 calories, 9 grams of total fat, and 5 grams of saturated fat. Here are some Caribbean favorites:

- Queso blanco, queso blanco lite: White cheese. Mild.
- Queso de freír: White cheese for frying. This cheese becomes warm and soft but does not melt.
- Queso cremita: Fresh white cheese with a creamy texture and slightly tangy taste.
- Queso del pais: "Old Country"–style fresh white cheese.
- Queso de papa: Cheddar cheese. Legend has it that Cheddar cheese was enjoyed by the Pope when he visited Puerto Rico, thus the name "Papa"—Spanish for Pope.
- Queso de bola: Edam cheese.
- Geo: A favorite in the Dominican Republic. Similar to Edam but aged longer for a sharper taste and firmer texture.
- Mozzarella cheese: Favorite in pizza, lasagna, and plantain dishes

Cured Meats

Cured meats and canned meat products are high in calories, sodium, and fat and should be used sparingly. Jamón Serrano (dry cured Serrano ham), chorizo de España (sweet and hot smoked sausages, seasoned with paprika dry and cured), chorizo, salchichón (salami), Vienna sausage, cooked ham, and corned beef are all cured meats. Salchichón accessorizes many Caribbean dishes. Salchichón accompanies mangú (mashed green plantains) for a Dominican breakfast treat. It is also enjoyed as a snack with crackers and cheese or is added to rice or spaghetti.

Snacks

Let's face it: No extreme makeover can change chips and pork crackling into powerhouses of nutrients. We eat them

because they taste good, although they are not great for our health. They are "red alert foods" and should be eaten only in small amounts. Some popular Caribbean snacks include Maraquitas (plantain chips), yuca chips (cassava chips), and chicharrones (pork cracklings).

Holidays

SOME TRADITIONAL CELEBRATIONS for Hispanics include the following:

    January 1: Año Nuevo (New Year's Day)

    January 6: Dia de los Santos Reyes (Three Kings' Day). Children receive presents on this day, traditionally the day the three wise men presented gifts to Jesus.

    Semana Santa: Ends the forty days of Lent and includes Good Friday and Easter Sunday.

    Second Sunday of May: Mother's Day. Very significant because mothers are revered in Hispanic homes. Dominican Mother's Day is celebrated on the last Sunday of the month.

    November 2: Dia de los Muertos (All Soul's Day)

    December 24: Nochebuena

    December 25: Navidad (Christmas)

    December 31: New Year's Eve

Nochebuena, with its brilliant lights, animated decorations, infectious songs, and delectable food, is perhaps the most cherished holiday among Hispanics. Christmas has not been officially celebrated in Cuba since 1959, but many Cubans in the United States joyfully celebrate with sumptuous foods in the company of family and friends.

Parrandas (Christmas caroling), aguinaldos (Christmas songs with holiday spirit), and asaltos (surprise visits) are typical in Puerto Rico, where people go from house to house spreading holiday cheer. For asalto navideño, a group of people surprise a neighbor in the middle of the night with Christmas songs. They visit different houses and then prepare a chicken asopao when they reach the last house.

In the Dominican Republic, Nochebuena is a time for family. The trees are white and not green, and fireworks add cheer to the festivities. Nacimientos or nativity scenes are also popular.

The Christmas festivities continue with Three Kings' Days, celebrated on January 6. Children put grass under their beds on the night of January 5. The grass is for the king's camels. The three kings bring gifts, which they leave under the bed after the camel eats the grass. After Three Kings' Day, Octavitas and Octavas, eight-day periods of more festivities, are celebrated.

Traditional Holiday Foods

The holiday and party season is certainly a time in which we relish delicious foods. But without careful planning, holiday eating can mean higher blood glucose levels. Here is a list of some traditional holiday foods, along with strategies to help you make healthy choices.

Beverages

Some traditional holiday beverages include:
- Coquito: Puerto Rican eggnog. Sweetened condensed

milk, raw eggs, coconut milk (some versions use sweet-ened coconut milk), evaporated milk, cinnamon, and rum.

- Cuba libre: Rum and Coke.
- Mojito: Cuban rum, simple sugar, and mint.
- Piña colada: Rum, pineapple juice, and coconut cream. Puerto Rico.
- Ponche: Evaporated milk, sweet condensed milk, raw eggs, and rum. Dominican Republic.
- Sidra: Sparkling hard apple cider. Cuba.
- Té de gengibre: Ginger tea. Water, ginger, cinnamon sticks, and sugar. Dominican Republic.

Vegetables

You can make these holiday vegetable dishes healthier by substituting ingredients with less fat and fewer calories:

- Berenjenas empanizadas: Breaded eggplant. Eggplant, milk, cornstarch, eggs, oil to fry. Dominican Republic. Use low-fat milk and egg whites to lower fat and calories.
- Ensalada Rusa: Russian salad. Potatoes, carrots, sweet corn, peas, onions, diced hard boiled eggs, and mayon-naise. Apples are optional. Dominican Republic. Add more vegetables and decrease the potatoes to decrease calories and carbohydrates.
- Tossed Salad: Lettuce, tomatoes, onions. Add watercress and use romaine lettuce instead of iceberg.

Entrées

Here are some familiar Caribbean holiday entrées:

- Pernil: Pork shoulder seasoned with garlic, oregano, salt, and pepper. Puerto Rico and Dominican Republic.
- Lechón asado: Roasted pig. Cuba. Pescado con coco: Fish with coconut milk. Fish, coconut milk, pepper, annatto, cilantro, oil, salt, and pepper. Dominican Republic, Samaná style.

- Arroz con gandules: Rice, pigeon peas, ham, tomato, onions, and peppers. Puerto Rico.
- Arroz con gandules en leche de coco: Rice, pigeon peas, coconut milk, tomato paste, capers, green peppers, garlic, thyme, oregano, oil, celery, parsley, cilantro, and chicken stock. Dominican Republic.
- Moros y cristianos: Rice with black beans. Cuba.
- Pasteles, Dominican Republic: Root vegetables (malanga, plantain, yam) mixed with beef, seasoned with vegetables (onions, tomatoes, peppers), and wrapped in banana tree leaves.
- Pasteles, Puerto Rico: Yautía, green bananas, potato, plantain. Filling: pork, ham, onion, garlic, peppers, culantro, and other seasonings and spices, wrapped in banana tree leaves.
- Guineítos verdes: Boiled green bananas. Puerto Rico.
- Tostones: Twice fried and flattened green plantains.
- Yuca con mojo: Boiled cassava with garlic sauce.

You can make these holiday favorites healthier by
- Removing visible fat.
- Using more peas and beans and less rice. Beans are digested slowly, causing less of a spike in blood glucose levels.
- Using long-grain rice when possible, since it has a lower glycemic index than short-grain rice.
- Cooking with olive oil or canola oil.
- Using a little bit less oil in your rice and pasteles. You will not notice much of a difference in taste.
- Using canola oil for frying. Do not let the oil burn.

Desserts

It's hard to imagine the holidays without some of these tempting desserts. Remember to choose smaller portions and use low-fat and lower-calorie ingredients whenever possible:
- Arroz con dulce: Candied coconut rice. Coconut milk,

rice, raisins, sugar, anise, nutmeg, cinnamon, ginger, and cloves. Puerto Rico.
- Arroz con leche: Rice pudding. Rice, milk, sugar, vanilla, cinnamon, raisins.
- Boniatillo: Sweet potato pudding. Boniato is a Cuban sweet potato that is white. Other ingredients include egg yolks, heavy cream, sugar, cornstarch, lemon, cinnamon, and salt.
- Buñuelos: Ground yuca, malanga, egg yolks, flour, anise, baking soda, salt, oil for frying, a dusting of powdered sugar. Cuba.
- Dominican cake: Filled with guava paste or pineapple preserves.
- Flan: Custard. Milk, eggs, sugar. Variations include coconut milk, cheese.
- Habichuelas con dulce: Beans in coconut milk. Beans, sweet potatoes, coconut milk, raisins, evaporated milk, butter, sugar, cloves, cinnamon, and casabe (cassava bread). Traditionally served during Cuaresma (Lent). Dominican.
- Pastel de ron: Rum cake. Cake with dried fruits, rum. Dominican Republic.
- Rum Cake: Cuba.
- Turrones: Nougat candy.

Here are some strategies for managing holiday desserts:
- Use low-fat evaporated milk. You will not even notice the difference.
- Use sugar substitute or use half sugar and half substitute.
- Eat a healthy meal before you start cooking to avoid sampling. Let someone else sample the food. After you finish cooking, put all of the food away so you can minimize temptation.

When You Go to a Party

As soon as a party invitation arrives, most people think of what they will wear. Just as you plan your clothes and shoes, you must also plan what foods you will have. If you know that you must have coquito and flan, plan to have small amounts. Then ask yourself, "How can I balance the meal?" Coquito and flan are high in calories and carbohydrates. You need to decrease the amount of other carbohydrate foods, such as rice with pigeon peas, potato salad, pasteles, cassava, and plantains.

The best idea is to include a moderate amount of protein (pernil, lechón, and fish) and a small amount of any of the carbohydrates listed above. Remove the extra fat from the pernil or lechón. If there are no vegetables served, you might want to increase some of the protein food. A good strategy is to bring a vegetable dish to the party.

Hispanics love to encourage people to eat a little bit more. Some people do not want to offend their hosts, so they do eat a little bit more. You might want to let your host know ahead of time that you want to keep your blood glucose in check and that you cannot have a little bit of everything without affecting your glucose levels. If your host or hostess insists, ask to have the food wrapped so you can have it later.

Here are some more tips to help you relax and enjoy the party.

Before the Party

- Have low-calorie meals throughout the day. Do not skip meals before the party, because you will be ravenous at the party and eat much more.
- Be more active the day of the party.
- Do not skip medication because you are planning to have an alcoholic beverage in the evening. Skipping your medication can result in high blood glucose levels.

- Pack your blood glucose monitor and, if you take insulin, your insulin and supplies.
- Plan, plan, plan. Just as you plan what dress and what shoes to wear to a party, plan your meal, too. Plan to pick out your favorite foods and enjoy a small piece of each. Plan to eat more of the lean proteins (lechón or pernil) and less of the carbohydrate foods. Plan to eat a vegetable (vegetable salad or eggplant).

At the Party

- Seeing food will make you want to eat. Scan the room when you enter the party and go to the food-free zones. Stay away from the eating areas (tables and kitchen) until you are ready to eat your meal.
- Use a small plate to serve your food.
- Figure out which foods are high in calories and carbohydrate. Those are the ones you need to control.
- Assess which foods have the least amount of calories and carbohydrate and eat more of those.
- Keep dessert portions small.
- After you serve your food, move away from the table to avoid temptation.
- Eat slowly and enjoy every morsel. Eating too quickly often leads to overeating.
- Try drinking sparkling water with a little bit of juice.
- If you drink, rum and diet sodas have fewer calories than ponche or coquito.
- If you drink coquito and ponche, which are high in calories, carbohydrate, and fat, use a small glass.
- Dance the night away. Physical activity helps burn calories and can help manage blood glucose levels.
- Enjoy the time that you are spending with family and friends.

After the Party

- The day after the party, limit your portions.
- Monitor your blood glucose levels more often.
- Increase your physical activity.
- If, after careful planning, you did not follow your plan of action, forgive yourself and move on. One day does not define the rest of your life. Examine the challenges you encountered and rethink your party strategy. The next time, you will be better prepared.

Alcohol and Diabetes

A frosty Presidente, Ron Brugal, Ron Barceló, or a Mamá Juana. . . . You know alcohol will be served during the holidays. Can you indulge?

It depends. When you drink, alcohol keeps the body from releasing sugar into the bloodstream. You might think this is a good thing because it will lower your blood glucose. But if you are taking insulin or diabetes pills, adding alcohol might cause your blood glucose level to drop too low (hypoglycemia). Symptoms of hypoglycemia are sweating, nervousness, weakness, and palpitations. Hypoglycemia is a serious condition if left untreated.

Alcohol raises the risk of hypoglycemia for about 8 to 12 hours. Also, alcohol can interfere with some or all of the diabetes medications you take. So before you drink, consult with your health care provider. And if you can drink, eat. Do not drink on an empty stomach. Sipping a glass of seltzer or sparkling water with lemon/lime can help you limit alcohol.

Frequently Asked Questions

How much can I drink?

The American Diabetes Association recommends no more than one serving of alcohol a day for women and no

more than two servings for men. One serving of alcohol is

- 1 1/2 ounces of liquor, such as rum, vodka, gin, whisky, or other distilled liquor
- 5 ounces of wine
- 12 ounces of beer (Many bottles of beer contain more than 12 ounces, so it is important to check the amount in the bottle.)

How much carbohydrate and how many calories are in these drinks?

A shot (1 1/2 oz) of distilled liquor such as gin, rum, or vodka has 97 calories and no carbohydrate. Mixed drinks such as Cuba libre, piña colada, and other mixed drinks that contain fruit juice, soda, or other sweetened mixes have more carbohydrate and calories. Sweetened drinks like piña colada, coquito, and ponche are much higher in calories and carbohydrates than a glass of wine or rum with diet coke. A 12-ounce can or bottle of beer has 146 calories and about 13 grams of carbohydrate. A 12-ounce light beer has 101 calories and about 5 grams of carbohydrate.

Some Alcoholic Beverages and Their Nutritional Content

Higher Calorie	Lower Calorie
Pina colada	**Red wine**
1 cocktail	4 ounces
231 calories	90 calories
2.5 g fat	0 g fat
30 g carbohydrate	3 g carbohydrate
Coquito	**Rum with diet coke**
4 ounces	1 jigger rum and 4 ounces of diet cola
299 calories	97 calories
8 g fat	0 g fat
20 g carbohydrate	0 carbohydrate

Food Glossary of Caribbean Cooking

WHEN I CAME TO THIS COUNTRY, I watched novelas. (Most people will say Spanish soap operas, but for those who know better, the translation leaves behind the drama, the passion, the indomitable spirit of the Latin soul that carefully wraps each novela.) I was fascinated by the orange juice commercial. The juice, the commercial claimed, was made with "china tropical." In my neck of the woods, China means the Asian country. So I assumed that the oranges were brought to the United States from a tropical part of China, making the product exotic and most likely an elixir. Little did I know that my Caribbean Latino counterparts use the word china for orange, while I use the word naranja.

I later began to work among Dominicans, Puerto Ricans, and a few Cubans. Despite their countries being bathed by the same waters, the names of their foods have at times undergone extreme makeovers. Mashed plantains? In Puerto Rico, it is known as *mofongo*, in the Dominican

Republic as *mangú*, and in Cuba as *fufú*. Confirming this information with another compatriot was sometimes a futile effort, since different towns in the same country may not use the same words.

Caribbean cooking might be similar in the three islands, but as I have learned, there are not only different ways to prepare a dish using the same basic ingredients but also different names for the dishes throughout the Caribbean. The following glossary of Caribbean foods is designed to help you understand these different terms. A list of Latin kitchen utensils appears at the end.

Foods of the Caribbean

Aceituna: Olives. The most commonly used olive in the Caribbean is the manzanilla, a green olive stuffed with red pepper.

Acelga: Swiss chard, used to make caldo gallego (Galician soup).

Acerola: West Indian cherry.

Achiote/Achote: Annatto seed.

Achiote paste: This bright orange seasoning paste from the Yucatan is made of ground annatto seeds; it is often thinned with vinegar or citrus juices for marinades and sauces.

Achiotera: A container used to store annatto oil with its seeds. Oil is heated so that the seed releases its yellow colors.

Adobo: A sweet and smoky Latin American barbecue sauce. It is the basic seasoning in Puerto Rican cooking; it is also used in Caribbean cooking. Adobo is made of garlic, oregano, salt, pepper, vinegar, and oil. Other variations use cumin, Seville orange, and coriander. There are commer-

cially prepared adobo condiments sold in the Spanish sections of most supermarkets.

Aguacate: Avocado.

Aji Caballero or Aji Picante: A hot pepper about 1 inch long. It is the only hot pepper in Caribbean cooking used to make "pique," fermented spicy vinegar used as a condiment.

Ají dulce: Sweet chili pepper.

Ajiaco criollo: A hearty Cuban dish influenced by many cultures. It contains a variety of meats (chicken, pork, beef) and root vegetables (boniato, yuca, plantain, corn), producing an exquisite taste.

Alcaparras: Capers.

Alcapurrias: Fritter made from grated yautía and green bananas, stuffed with meat.

Amarillos: Ripe plantains.

Aporreado de tasajo: Jerked beef mixed with starchy vegetables. Cuban.

Arañitas: Translated as "little spiders"; julienne strips of fried green plantains.

Arepas de yuca: Mixture of grated cassava, eggs, butter or margarine, milk, and anisette. It is shaped like a small tortilla and fried. Dominican Republic.

Arroz: Rice.

Arroz amarillo: Yellow rice made with annatto oil.

Arroz con dulce: Puerto Rican rice pudding. Made with rice, coconut milk, ginger, and spices.

Arroz con gandules/guandules: Yellow rice with pigeon peas. This is Puerto Rico's national dish.

Arroz con leche: Rice pudding. Cuban.

Arroz con pollo: Yellow rice with chicken and vegetables.

Arroz y habichuelas: Rice and beans. Puerto Rico and Dominican Republic.

Asopao: A thick soup made with rice, seafood, chicken, or green pigeon peas. One of Puerto Rico's national soups.

Auyama: Gem squash. Auyama in Dominican Republic, calabaza in Puerto Rico and other non-Caribbean countries.

Avellana: Hazelnut. Walnuts and hazelnuts are traditional Christmas nuts in Puerto Rico.

Bacalaito: Salted codfish fritters.

Bacalao: Dry salted codfish. Also known as abadejo in other Latin American countries.

Bandera Dominicana: "The Dominican Flag" is a typical Dominican lunch consisting of rice, beans, and meat.

Barrilito: 86 proof Puerto Rican rum.

Batata, Boniato, or Camote: A white-fleshed Latin American sweet potato used in many traditional Cuban dishes. Batatas are eaten boiled, baked, or fried. It is also referred to as a Puerto Rican yam or sweet potato.

Batido/Batida: Milk shake made of tropical fruits with sugar.

Berenjena: Eggplant.

Berzas: Collard greens. Cuba.

Besito de coco: Translated as a "coconut kiss," a traditional dessert made with fresh-grated coconut, sugar, and spices.

Bija: Anato, annatto, or achiote.

Biste a la criolla: Marinated beefsteak. Cuts used are rump, round, or sirloin.

Bodega: Spanish grocery store. In other Latin American countries, a bodega is a warehouse.

Boliche: Stuffed Cuban beef (round eye) roast filled with ham, carrots, and seasonings.

Boronia de chayote: Chayote stew.

Buñuelos: Fried fritters topped with brown sugary syrup. Traditional in Cuba.

Café: Coffee. Spanish coffee is strong—similar to espresso—and enjoyed several times a day. There are about 25 species of coffee in the tropics.

Café con leche: Spanish coffee with steamed milk. The ratio is usually 1 part coffee and 1 part milk.

Café negro: Black coffee.

Camaron: Shrimp.

Caña de azucar: Sugar cane.

Canela: Cinnamon.

Caramelo: Caramel. Made of granulated sugar and water and boiled until sugar caramelizes; used to coat the pan in which flan is cooked.

Casabe: Flat bread made with grated cassava (yuca).

Cascos de guayaba: Guava shells cooked in syrup.

Champola: Soursop drink made with milk.

Chayote: A root vegetable sometimes known as a vegetable pear or christophine. It has a white or green skin and cream-colored flesh, with a somewhat bland taste.

Chicharrón: Fried pork rinds.

Chillo: Red snapper.

China: Orange. Known as "naranja" in Cuba and other Latin American countries.

Chironja: A cross between an orange and a grapefruit known only in Puerto Rico.

Chivo: Goat. Goat meat is more delicate than lamb. It is widely consumed in the Dominican Republic.

Cilantro: Also known as fresh coriander; a thin-leafed bright green herb similar in appearance to Italian parsley.

Cocido: Meaty stew.

Coco: Coconut.

Coco seco: Dry, mature coconut with a hairy brown shell and firm white flesh.

Coco verde: Green coconut, usually sold refrigerated at roadside stands. The flesh is soft and the water, which is usually sweet, can be drunk straight from the coconut shell.

Codito: Translated "little elbow"; elbow macaroni.

Comino: Cumin.

Concón: The rice that sticks to the bottom of the pot and becomes crusty. Considered a delicacy by many. Dominican. It is also known as pegao in Puerto Rico.

Congrí: Cuban. Rice with black or kidney beans.

Coquito: Traditional Puerto Rican Christmas coconut rum eggnog.

Criolla: A term used to describe Puerto Rican cooking.

Cuban sandwich: Sandwich made of ham, roast pork, and Swiss cheese.

Cuchifrito: Deep-fried pork foods that include ears, tails, and stomach. A cuchifrito is also a name used to refer to small

food stands that sell cuchifritos to go. Translates to "little fried things."

Culantro: Green spiny leaf herb. Also called recao.

Dita: Bowl carved from the higuera tree. Used in the old days to wash rice and measure beans.

Dulce: A sweet treat made with yam (batata), pineapple, coconut, and sesame seed (ajonjoli).

Dulce de plátano: Dessert made with very ripe yellow plantain cooked with wine, sugar, and spices.

Empanadas: Patties filled with fried or baked beef, chicken, or fish.

Escabeche: Pickled dish.

Filete: Beef tenderloin.

Flan: Milk custard. Variations include coconut and cheese flan.

Fría: Dominican expression for beer. Literal translation is "a cold one."

Frijoles negros: Black beans.

Fritura: Fritter.

Fufú de plátano: Mashed green plantain with garlic and pork crackling. Cuban.

Funche: Puerto Rican polenta. Staple dish dating back from Taíno Indian culture. Originally made with lard but olive oil is used nowadays.

Galleta de soda: Soda cracker or saltine cracker. Eaten as an afternoon snack with café con leche. Galleta molida (crushed/ground soda crackers) are used for breading.

Gallina: Hen.

Gandinga: Pork liver.

Gandul or guandules: Green pigeon peas. The pods are picked before the seeds are fully matured and are still tender.

Garbanzo: Chickpea.

Granada: Pomegranate.

Grosella: Gooseberry.

Guanime: Puerto Rican tamale from Taíno Indians. Made plain, without stuffing, and wrapped in banana leaves. Served with salt codfish.

Guarapo de caña: Sugar cane juice. Sold freshly squeezed at roadside stands.

Guayaba: Guava. Also known as arasa in other Latin American countries. Frozen pulp and juice concentrate are easily found year-round. Guavas are also made into paste, and shells are cooked in sugar syrup. Both are served as a dessert with white cheese.

Guimbombó: Okra. Also known as molondrón.

Guineo: Banana.

Guineo maduro: Ripe yellow banana, eaten as a fruit.

Guineo manzano: Apple banana.

Guineo niño: Lady-finger banana.

Guineo verde: Green banana. Green bananas are eaten as a side dish, not as a fruit. Green bananas are included in the viandas/víveres family. Banana leaves are used to wrap guanimes, pasteles, and arroz apastelado.

Haba: Lima bean or fava bean.

Habichuela blanca: White bean.

Habichuela colorada: Small red kidney bean.

Habichuela romana: Roman beans. A Dominican favorite.

Habichuela rosada or rosita: Pink beans.

Horchata de ajonjolí: A drink made of ground sesame seeds, water, and sugar.

Jamón de cocinar: Smoked cooking ham.

Jobo de la India: Kiwi-shaped fruit with a thin skin that turns yellow when ripe. The sweet though acidic pulp is wrapped around a large spiny center.

Juey: Caribbean land crab.

Lacón: Ham hock. Cuban.

Lambí: Conch.

Langosta: Lobster.

Lechón: Cooked pig.

Lechoza: Papaya. Also known as fruta bomba.

Lerén: An edible vegetable very similar to a water chestnut.

Limber: Frozen fruit juices.

Limoncillo: Spanish lime. Also known as quenepa or kenips.

Limón verde: Key lime.

Locrio: A combination of rice, meat (or seafood), and vegetable.

Longaniza: Pork sausage.

Mabí: A fermented drink made from the bark of the mabí tree. A traditional island beverage served very cold. In the New York area, it is available only from April to September.

Maicena: Cornstarch. Cornstarch is prepared as a hot breakfast cereal on the island, with milk and egg yolks. It is used as a thickening agent in many custard desserts.

Maizena: Corn starch.

Majarete: Rice-flour dessert made during the Christmas season, especially on Three Kings Day (Epiphany).

Malanga: Also known as taro root and yautía; a starchy, potato-like tuber with a brown, fibrous skin and gray-white flesh with a nutty flavor when cooked. It is used to make sancocho, ajiaco, and tripe soup. It is also boiled and served with codfish salad. It is a component of viandas/víveres.

Malta: Carbonated beverage made from barley, malt, and sugar. Often drunk with sweetened condensed milk.

Mamey: Fruit with a rough brown skin and bright red flesh. It is mostly eaten in preserves, compotes, and shakes. Frozen pulp is widely available in Hispanic markets.

Mampostial: Coconut candy with sugar cane syrup. Puerto Rico.

Mangú: Mashed plantains or yautía.

Maní: Peanuts. Also known as cacahuete or cacahuate.

Mariquitas/maraquitas: Thinly sliced fried green plantains. Usually served with a garlic sauce (mojito).

Masa harina: Instant corn flour.

Mero: Red grouper. Mero is traditionally used to prepare escabeche during the Lent season.

Mofongo: Fried green plantains mashed in a mortar and shaped into a ball. It is seasoned with fresh garlic and pork cracklings. Other versions are stuffed with seafood, chicken, beef, pork, or cheese.

Mojo: Sauce made with garlic and oil. Other versions include olives, tomato sauce, and vinegar.

Molleja: Chicken gizzards.

Molondrón: Okra. Dominican Republic.

Mondongo: Stew made with beef tripe.

Morcilla: Blood sausage made from fresh pork blood and cooked rice. It is a traditional Christmas food.

Morirsoñando: Tropical Dominican drink made of orange juice, milk, sugar, and ice.

Moro: Rice with pigeon peas mixed in one dish.

Moros y cristianos: "Moors and Christians"; Cuban dish of rice and black beans.

Muñeta: Stewed beans. Cuban.

Ñame: Spanish type of yam. A root vegetable with brown skin and white flesh. Used in stews, soups, and eaten boiled without the skin.

Naranja: Orange. Known as *china* in Puerto Rico and Dominican Republic.

Naranja agria: Sour orange. Used mainly to prepare marinades. The white shell of the fruit is cooked in sugar and served as dessert. In Puerto Rico and Dominican Republic, sour orange is referred to as naranja, while the sweet variety is referred to as china. In other Latin American countries, naranja is used when referring to oranges.

Natilla: Custard. Cuba.

Nuez moscada: Nutmeg.

Okra: Guimbombó, quimbombó, or molondrones.

Orégano brujo: Puerto Rican wild oregano.

Paella: Dish of rice, saffron, chorizo, and meat or seafood.

Pana or panapén: Breadfruit. Round fruit with green skin and white flesh originally from Tahiti. When green, it is eaten as a vianda/vívere or made into chips or tostones. When

ripe, it is made into a dessert, or it is boiled and mashed. Breadfruit is available during August and September. Peel, and remove seed from center.

Parcha: Passion fruit. Also known as chinola, maracujá, or maracuyá in other Latin American countries.

Pasteles: Rectangular dumplings made from shredded root vegetables, stuffed with meats, and boiled in banana or plantain leaves. Traditionally served during Christmas.

Pasteles masa: Yautía, green banana, green plantain, milk, anatto oil, salt.

Pastelón de plátano: Yellow plantain pie made of fried slices of yellow plantain, ground beef, and cheese.

Pegao: Same as concón. Puerto Rico.

Picadera: Appetizers.

Picadillo: Spicy Cuban hash made of ground beef and cooked with olives, seasonings, and raisins.

Pica pica: Sardines. Dominican Republic.

Pica pollo: Breaded fried chicken.

Pimiento de cocinar: Italian frying peppers.

Pimientos morrones: Roasted red peppers. Usually from a can or a jar.

Pionono: Fritter made with yellow plantain. The plantain is cut lengthwise, fried, and then shaped into a cup and stuffed with beef, chicken, or seafood. It is sealed with eggs and then pan-fried.

Pique: A condiment made with vinegar, hot chili peppers, and garlic.

Plantain: Large, firm, thick-skinned, starchy banana. Green plantains are very hard and ideal for frying as chips; black plantains indicate ripeness.

Plátanos en tentación: Whole ripe plantain (plátano maduro) in syrup. Cuban.

Pulpeta: Cuban for "meatloaf."

Presa de pollo: Chicken pieces.

Quenepa: Fruit that grows in bunches. It has a thin green skin, pink velvet-like flesh, and a white large pit.

Queso del país, queso blanco, or queso de hoja: Puerto Rican white cheese made from milk. This cheese does not melt.

Queso de Papa: Cheddar cheese.

Quimbombó: Okra. Known as molondrón in the Dominican Republic.

Rabo encendido: Oxtail stew. Cuban.

Recaíto: A seasoning made using recao (a green spiny-looking leaf), cilantro, onions, garlic, and peppers.

Relleno de papa: Fritter made of mashed potato with seasoned ground beef, shaped into a ball and deep-fried.

Revoltillo: Scrambled eggs.

Ropa Vieja: "Old clothes"; a Cuban dish of shredded beef seasoned with tomatoes, onions, and garlic.

Salchicha de Viena: Vienna sausage. Used in stews and rice.

Salchichón: Salami similar to Genoa salami.

Salsa: Sauce. Not necessarily made of tomatoes.

Salsa de tomate: Tomato paste in the Dominican Republic.

Salsa inglesa: Worcestershire sauce.

Sancocho (salcocho): A thick rich soup with several kinds of meat and root vegetables.

Sapote: Also known as zapote or marmalade tree. Oval fruit, about eight inches long and four inches in diameter. The skin is rough and brown, and the flesh is red and has a sweet delicate flavor.

Serenata de bacalao: Salted codfish salad made with salted codfish, boiled potatoes, boiled eggs, chopped tomatoes, avocadoes, and olive oil. Puerto Rico.

Sirop: Syrup.

Sofrito: The base for Puerto Rican cooking, made from recaíto cooked with ham, alcaparrado, and tomato sauce and/or achiote.

Sopón: Another name for asopao.

Sorullo de maíz or sorullitos: Cornmeal fritter shaped in the form of a cigar and stuffed with white cheese (queso blanco) and deep fried. Often served with a mayonnaise/ketchup dip. Puerto Rico.

Tamales: Cuban. Similar to Puerto Rican pasteles, but the dough is made of cornmeal.

Tamarind: Dried brown seed pod that produces a delicious, sticky, sweet-sour paste when cooked. One of the key ingredients in Worcestershire sauce.

Tasajo: Cuban jerked beef.

Tayota: Christophines in English; also known as chayote.

Tembleque: Custard made of coconut milk and sugar.

Tocino: Fatback.

Torrejas: Cuban French toast.

Tortilla: Omelet.

Tostones: Twice-fried, round green plantains.

Turrón: Almond nougat imported from Spain traditionally eaten at Christmas.

Vaca frita: "Fried cow," dried beef. Cuban.

Vainitas: String beans.

Verduras: Vegetables.

Viandas: Root vegetables, Puerto Rico.

Víveres: Root vegetables, Dominican Republic.

Yautía: Taro root.

Yuca: Also known as cassava and manioc. A 6- to 12-inch root with a tough brown skin and crisp, white flesh. Skin is removed and flesh is boiled or grated.

Yuca fritters: Grated and fried yuca, seasoned with salt.

Latin Kitchen Utensils

Burén: Flat griddle. Traditionally made of clay and used by Taíno Indians to make casabe.

Caldero: Cast iron or aluminum pot especially suited for rice. A well-seasoned caldero will create the delectable pegao or concón (rice crust). The new versions have a convenient glass cover.

Colador de café: Cloth colander used in the old days to prepare coffee.

Espresso coffee maker: Stove-top aluminum coffee maker. It brews a strong cup of coffee to which an equal amount of hot steamy milk is added to make café con leche.

Flan mold: Consists of three parts: a water bath, the mold, and lid. To use, fill the large pan with hot water about halfway. Fill the mold with the flan and bake.

Fogón: Hearth made of three stones arranged in a triangle, with pieces of wood placed within.

Greca de café: Italian coffee pot to make strong black coffee.

Lemon squeezer: A double spoon–shaped utensil with hinges to hold a piece of lemon, exert pressure, and squeeze out the juice. It is usually made of metal.

Martillo para carnes: Metal mallet with a square or round head and short stubby spikes, used to tenderize tough cuts of meat.

Monda chinas típico de Puerto Rico: An orange-peeling machine. The orange is placed on a large metal skewer. The handle is cranked manually, and the orange rotates as in a rotisserie while the blade peels the orange skin.

Olla: Soup pot made of aluminum.

Olla de presión: The pressure cooker is a must to cook beans in less than thirty minutes. Helpful for many busy cooks who delight in preparing home-cooked "habichuelas guisadas." It is excellent for softening tough cuts of meats.

Paellera: Round, shallow, iron pot with two handles, used to cook paella.

Pilón: Also mortero. Mortar and pestle. In the Caribbean, mortar and pestles are carved from wood. Can also be made of stone, aluminum, or plastic. These utensils are used for grinding spices, peppers, and garlic. The larger ones are used for mashing yams, plantains (mofongo, mangú, fufú), and potatoes.

Plantain chip slicer: Wooden or metal rectangular tool with a sharp metal blade. The peeled plantain is then pushed

across the metal blade to get thin slices, which are then deep fried.

Plantain press: Two pieces of wood or plastic that enclose and flatten a 1-inch round of fried plantain. The pieces are then fried a second time. Some plantain pressers have a round knob in the center to create an indentation for filling and stuffing.

Sartén: Frying pan.

Tostonera: Wood or plastic utensil used to flatten green plantains to make tostones. Made of two flat pieces screwed together at one end. A fried, round, green plantain is placed in the center, flattened, and then fried again.

Lorena Drago, MS, RD, CDN, CDE, is a registered dietitian and a certified diabetes educator. She is the owner and founder of Hispanic Foodways, an organization that designs culturally innovative programs for diabetes educators working with Hispanics who have diabetes. Ms. Drago developed the Health Oriented Latinos in Action (HOLA) project, a culturally competent diabetes self-management telephone program for Latinos with diabetes. She lives in New York with her husband, Michael, and is "Mom Number 2" to Krysta and Michael (Bud).

About the American Diabetes Association

The American Diabetes Association is the nation's leading voluntary health organization supporting diabetes research, information, and advocacy. Its mission is to prevent and cure diabetes and to improve the lives of all people affected by diabetes. The American Diabetes Association is the leading publisher of comprehensive diabetes information. Its huge library of practical and authoritative books for people with diabetes covers every aspect of self-care—cooking and nutrition, fitness, weight control, medications, complications, emotional issues, and general self-care.

To order American Diabetes Association books: Call 1-800-232-6733 or log on to http://store.diabetes.org

To join the American Diabetes Association: Call 1-800-806-7801 or log on to www.diabetes.org/membership

For more information about diabetes or ADA programs and services: Call 1-800-342-2383. E-mail: AskADA@diabetes.org or log on to www.diabetes.org

To locate an ADA/NCQA Recognized Provider of quality diabetes care in your area: www.ncqa.org/dprp

To find an ADA Recognized Education Program in your area: Call 1-800-342-2383. www.diabetes.org/for-health-professionals-and-scientists/recognition/edrecognition.jsp

To join the fight to increase funding for diabetes research, end discrimination, and improve insurance coverage: Call 1-800-342-2383. www.diabetes.org/advocacy-and-legalresources/advocacy.jsp

To find out how you can get involved with the programs in your community: Call 1-800-342-2383. See below for program Web addresses.

American Diabetes Month: educational activities aimed at those diagnosed with diabetes—month of November. www.diabetes.org/communityprograms-and-localevents/americandiabetesmonth.jsp

American Diabetes Alert: annual public awareness campaign to find the undiagnosed—held the fourth Tuesday in March. www.diabetes.org/communityprograms-and-localevents/americandiabetesalert.jsp

The Diabetes Assistance & Resources Program (DAR): diabetes awareness program targeted to the Latino community. www.diabetes.org/communityprograms-and-localevents/latinos.jsp

African American Program: diabetes awareness program targeted to the African American community. www.diabetes.org/communityprograms-and-localevents/africanamericans.jsp

Awakening the Spirit: Pathways to Diabetes Prevention & Control: diabetes awareness program targeted to the Native American community. www.diabetes.org/communityprograms-and-localevents/nativeamericans.jsp

To find out about an important research project regarding type 2 diabetes: www.diabetes.org/diabetes-research/research-home.jsp

To obtain information on making a planned gift or charitable bequest: Call 1-888-700-7029. www.wpg.cc/stl/CDA/homepage/1,1006,509,00.html

To make a donation or memorial contribution: Call 1-800-342-2383. www.diabetes.org/support-the-cause/make-a-donation.jsp